Rebecca Grimes

Eplérénone orale pour le traitement de la choriorétinopathie séreuse aiguë

Rebecca Grimes

Eplérénone orale pour le traitement de la choriorétinopathie séreuse aiguë

Ophtalmologie

ScienciaScripts

Cover image: www.ingimage.com

This book is a translation from the original published under ISBN 978-613-9-94971-7.

Publisher:
Sciencia Scripts
is a trademark of
Dodo Books Indian Ocean Ltd., member of the OmniScriptum S.R.L Publishing group
str. A.Russo 15, of. 61, Chisinau-2068, Republic of Moldova Europe
Printed at: see last page
ISBN: 978-620-4-11040-0

TABLE DES MATIÈRES :

Chapitre 1	**3**
Chapitre 2	**17**
Chapitre 3	**18**
Chapitre 4	**23**
Chapitre 5	**30**

A mon directeur de thèse, Assist. Ljubo Znaor pour son soutien positif constant et son mentorat, ainsi qu'au Dr. Batistic, pour sa collégialité.

À mes amis, ma sincère gratitude pour leurs encouragements constants et, surtout, leur camaraderie.

À ma sœur et à toute ma famille, ma profonde gratitude, pour leur amour et leur soutien incessants et inégalés.

À ma défunte grand-mère, qui a toujours eu une grande foi en moi.

Enfin, à mes parents, à qui je suis à jamais redevable, pour m'avoir offert les opportunités et les expériences qui ont fait de moi ce que je suis. Ils m'ont encouragée de façon désintéressée à explorer de nouvelles directions dans la vie et à chercher ma propre voie. Ce voyage n'aurait pas été possible sans eux, et je leur dédie cette étape importante.

1. INTRODUCTION

1.1. Étiologie

La rétinopathie séreuse centrale (RSC), également connue sous le nom de choriorétinopathie séreuse centrale (CSC ou CSCR) (1,2), est une affection oculaire et choriorétinienne (3,4) caractérisée par un décollement séreux de la rétine, accompagné ou non d'un décollement de l'épithélium pigmentaire rétinien (EPR). Il en résulte un suintement de liquide à travers l'EPR dans l'espace sous-rétinien sous-jacent (5), qui s'accumule sous forme de liquide séreux sous-rétinien (FSR) (6).

Le SCCR a une étiologie multifactorielle et une pathogenèse complexe qui n'est pas entièrement comprise (7,8). Gass (9) indique que la maladie peut commencer dans les vaisseaux sanguins de la choroïde (7), également connus sous le nom de choriocapillaris (6). Le choriocapillaris est une couche de capillaires à l'intérieur de la choroïde (10). La choroïde peut généralement être subdivisée en quatre couches, dont l'une est le choriocapillaris (11). Les résultats de la tomographie par cohérence optique à imagerie en profondeur améliorée (EDI-OCT) chez les patients atteints de CSCR (12,13) soutiennent cette théorie en démontrant un épaississement choroïdien diffus qui exerce un stress vasculaire sur l'EPR (14). Les études réalisées avec l'angiographie au vert d'indocyanine (ICG) montrent une fuite sous-rétinienne du colorant représentant l'hyperperméabilité vasculaire choroïdienne (2,15,16) et soutiennent le concept selon lequel l'hyperperméabilité choroïdienne et le décollement séreux entraînent un défaut mécanique de l'EPR et le décollement consécutif de la rétine neurosensorielle (6). Les études du fond d'œil à la fluorescéine (9) appuient également cette théorie en suggérant qu'une perméabilité accrue de la choroïde entraîne un dysfonctionnement focal ou diffus de l'EPR (17).

Le suintement de liquide est le plus fréquent dans la zone de la macula, ce qui entraîne une accumulation séreuse de SRF (6) et un décollement localisé ultérieur de la rétine neurosensorielle (18). La fuite de liquide se produit sous la rétine et s'accumule par conséquent, c'est cette accumulation qui est responsable de la déficience visuelle sous forme de métamorphopsie (vision floue), qui est une plainte fréquente chez les patients (19).

En outre, il a été suggéré que l'activation excessive du récepteur minéralocorticoïde (MR) choroïdien dépendant des glucocorticoïdes dans les vaisseaux choroïdiens pourrait jouer un rôle dans la pathogenèse du SCCR (20-23). Ce concept est étayé par le fait que le SCCR est accentué par les glucocorticoïdes endogènes et exogènes (20,21,24).

Les résultats de Zhao *et al* (20) basés sur des études sur des rongeurs ont démontré les changements dans les vaisseaux choroïdiens induits par de fortes doses de glucocorticoïdes, entraînant à la fois une dilatation et une fuite (20,21). Les MR sont situés dans la neurorétine

(21,25), ce qui indique que l'activation des MR favorise à la fois la néovascularisation et l'inflammation de la rétine (7,8).

1.2. Épidémiologie

D'un point de vue démographique, le CSCR touche 1 personne sur 10 000 (14) et est principalement une maladie d'hommes jeunes, âgés de 20 à 50 ans, sans aucune maladie concomitante (5,7,26). Spaide *et al* (27) ont observé des hommes dont l'âge moyen était de 51 ans et ont conclu que les patients les plus âgés présentaient une perte diffuse de l'EPR, ce qui indique que la maladie s'est déclarée avant d'être initialement asymptomatique (27). De même, Haimovici *et al* (28) et Kitzmann *et al* (29) ont observé des patients dont l'âge moyen était respectivement de 45 et 41 ans, ce qui confirme les preuves précédentes selon lesquelles le SCCR touche principalement les hommes jeunes ou d'âge moyen. Les hommes sont plus souvent touchés que les femmes (30,31), et le SCCR serait plus fréquent dans la population caucasienne (32), bien que cela puisse être réfuté par une étude qui a conclu que le taux de SCCR symptomatique est comparable chez les Caucasiens et les Afro-Américains (33).

1.3. Pathogénie

La pathogenèse du SCCR comporte de multiples facettes et n'est pas entièrement comprise, mais la plupart des théories mettent l'accent sur la choroïde et le rôle qu'elle joue dans le développement du SCCR. Les images EDI-OCT démontrent un épaississement choroïdien diffus conduisant à un stress vasculaire choroïdien et à une hyperperméabilité (14). L'angiographie à l'ICG démontre une hyperperméabilité choroïdienne (16,34), dont le rôle est en outre étayé par l'EDI-OCT qui visualise généralement une choroïde épaissie chez les patients atteints de SCCR (35). Une perméabilité capillaire anormale, une faible pression intraoculaire et une pression interstitielle élevée dans le choriocapillaris, favorisent les décollements de l'épithélium pigmentaire de la rétine (DEP), ce qui entraîne une accumulation de SRF entre la rétine et l'EPR, car l'EPR ne constitue plus une barrière suffisante (5).

Le dysfonctionnement de l'EPR joue également un rôle important dans la pathogenèse du SCCR, bien qu'il reste mal compris. L'épithéliopathie pigmentaire rétinienne diffuse (EPR), est évidente à l'examen clinique et à l'autofluorescence du fond d'œil (FAF) (17). Le rôle de barrière de l'EPR est dépassé en raison de l'augmentation de la pression hydrostatique tissulaire (6) et la choroïde s'engorge, ce qui entraîne une accumulation de SRF. Il existe des zones focales distinctes de fuite de l'EPR, qui sont maintenant caractéristiques de la maladie de CSCR (36).

Le décollement de la rétine neurosensorielle pourrait être dû à l'ischémie (37), le modèle de singe CSCR (38) et les retards de perfusion dans les sites de fuite mis en évidence par l'angiographie ICG suggèrent que l'ischémie choroïdienne contribue à endommager l'EPR (5).

Prunte *et al* (39), ont conclu que l'ischémie est la raison du retard de remplissage de l'artère choroïdienne et de l'hyperperfusion ultérieure par des capillaires et des veinules distendus (39).

On peut également soutenir que l'incompétence de l'EPR est due à une cause inflammatoire (40), en se basant sur la RM. Les MR ne se trouvent pas seulement dans la neurorétine (21,22), mais sont présents dans tout l'organisme, notamment dans les cellules endothéliales, le rein et le muscle lisse vasculaire (41). Une activation excessive du MR peut stimuler le stress oxydatif vasculaire tout en inhibant la relaxation vasculaire. Par conséquent, elle peut contribuer à l'inflammation, à la fibrose et au remodelage des vaisseaux, tous précurseurs de la maladie cardiaque. Plusieurs types de MR sont présents dans la neurorétine, qui, lorsqu'ils sont activés de manière excessive, peuvent induire une néovascularisation rétinienne, une inflammation et ainsi augmenter la production d'espèces réactives de l'oxygène, tout comme celles observées dans la neuropathie diabétique (7). Suivant cette théorie, on pense que l'antagonisme des MR, tel que celui offert par l'administration d'éplérénone, offre une protection contre la pathologie vasculaire rétinienne (23).

1.4. Histoire naturelle

En général, le SCCR est autolimité et provoque une perte de vision centrale transitoire avec une évolution en dents de scie (14). Bien que le CSCR puisse se résoudre spontanément (18), il menace néanmoins la vision (8). Certaines études soutiennent que le SRF se résout spontanément dans les 6 mois suivant l'apparition des symptômes (18), cependant une étude de Quin *et al* (55) a trouvé que la majorité des cas de CSCR aigus, se résolvent spontanément dans les 2-3 mois.

1.5. Manifestations cliniques

Un large éventail de symptômes est associé au CSCR. Le détachement dans la macula centrale provoque des symptômes qui affectent principalement l'acuité visuelle, une vision floue avec métamophopsie (1), une dyschromatopsie, une diminution de la sensibilité au contraste et des scotomes centraux (9,42).

La déficience visuelle est souvent temporaire, généralement unilatérale (43) et indolore. La métamophopsie, qui peut souvent être décrite comme une tache sombre au centre du champ visuel (44), peut persister et entraîner une mauvaise qualité visuelle même après la restauration de l'acuité visuelle. La métamophopsie sévère a une incidence plus élevée de PED chez les patients atteints de RCCS active (19).

Les symptômes qui prédominent peuvent être attribués aux résultats visuels (18). Les caractéristiques cliniques, notamment la durée des symptômes, l'acuité visuelle de base (45), l'épaisseur de la couche nucléaire externe (ONL), l'intégrité de la jonction entre le segment interne et le segment externe (IS/OS) (46) et la ligne de la pointe du segment externe (COST) des cônes (47), sont autant de facteurs qui déterminent la gravité de la présentation du CSCR (18). L'objectif du traitement du CSCR est d'améliorer l'acuité visuelle ainsi que d'autres symptômes connexes afin de prévenir une atteinte permanente de l'EPR et une atrophie de la rétine par l'élimination du SRF (48).

1.6. Classification

La caractéristique du SCCR est le décollement de la rétine séreux neurosensoriel au pôle postérieur (49), ce qui a permis de subdiviser le SCCR en fonction des résultats de l'OCT. Le type I implique uniquement un décollement neurosensoriel, le type II comprend uniquement un décollement épithélial pigmentaire et le type III présente à la fois des décollements neurosensoriel et épithélial pigmentaire (50,51).

Le SCCR peut également être divisé, en fonction de sa durée, en deux groupes : aigu ou chronique. Ce qui constitue un SCCR aigu ou chronique est discutable et mal défini. Yannuzzi *et al* (40), décrivent le SCCR chronique comme des décollements récurrents ou persistants durant 6 mois ou plus (40), définissant ainsi le SCCR aigu comme étant de moins de 6 mois. Cependant, il y a beaucoup de divergence et d'ambiguïté entre les définitions, avec des essais cliniques récents utilisant 3 mois comme distinction entre le SCCR aigu et chronique (52).

Certaines études ne font pas la distinction entre aigu ou chronique en fonction de la seule durée, mais associent plutôt la résolution spontanée à la forme aiguë, définissant tous les cas qui ne se résolvent pas spontanément dans les trois premiers mois comme l'évolution chronique du SCCR (53).

Une approche de classification similaire, mais distincte, distingue les SCCR aigus et chroniques en fonction du traitement, définissant les SCCR aigus comme étant la première tentative de traitement, et tous les SCCR récurrents ou réfractaires au traitement comme étant chroniques (54,55).

1.7. Chorioretinopathie séreuse centrale aiguë (CSCR)

La rupture de la continuité de l'EPR détaché, qui entraîne une fuite focale, est observée dans le contexte aigu. Il s'agit d'une altération mécanique de l'intégrité de l'EPR, appelée "microdéchirure" ou "éclatement", qui se manifeste par des zones de fuite spécifiques.

Les PED que l'on trouve couramment dans les CSCR pourraient représenter un dysfonctionnement de l'EPR en réponse à la choroïde engorgée (32,56,57). L'hypofluorescence met en évidence les zones de DEP qui sont vues en fluorescéine, et la fuite dans la rétine sensorielle ne se produit que lorsqu'il y a un décollement de rétine séreux combiné.

La combinaison des résultats du DEP et du décollement séreux de la rétine augmente l'indice de suspicion pour le diagnostic du SCCR aigu (58-60).

1.8. Chorioretinopathie séreuse centrale chronique (CSCR)

Une perte irréversible de l'acuité visuelle peut survenir dans le cadre chronique, à la suite d'un œdème maculaire chronique, d'une dégénérescence maculaire cystoïde et d'une atrophie des photorécepteurs dans la fovéa (61). Il s'ensuit une atteinte de l'EPR ou une atteinte étendue de l'EPR (62), due à une vasculopathie choroïdienne diffuse (49).

Le liquide chronique présent dans la région maculaire entraîne la mort des photorécepteurs (63), car le décollement prive les photorécepteurs de leur source d'oxygène et de nutriments. L'EDI-OCT est utilisée pour évaluer les changements rétiniens dans les formes aiguës et chroniques (50,64), et les observations montrent une apoptose des photorécepteurs, ce qui réaffirme la corrélation entre la perte visuelle et la dégénérescence des photorécepteurs dans la forme chronique du SCCR (61).

1.9. Facteurs de risque

Divers facteurs prédisposant au SCCR ont été suggérés et étudiés. Les glucocorticoïdes sont l'un de ces facteurs et leur association possible avec le SCCR a été mise en évidence très tôt dans l'étude de la maladie, par Jain et Singh (65), puis confirmée par plusieurs études ultérieures (28,30,66), dont l'une a déterminé que les personnes prenant des corticostéroïdes ont une probabilité plus élevée de souffrir de SCCR que celles qui n'en prennent pas (28).

L'association entre le SCCR et le syndrome de Cushing a également été explorée (67), avec la suggestion que le système du complément pourrait agir comme un facteur de risque génétique dans le développement du SCCR (68). Il existe une forte corrélation entre le SCCR et l'exposition aux corticostéroïdes endogènes et exogènes (24,28,69), mais la pathogenèse exacte n'est pas claire.

On pense également que le SCCR est associé à la grossesse (70,71), en particulier aux niveaux de cortisol plasmatique qui sont les plus élevés au cours du troisième trimestre (72), ce qui entraîne un hypercortisolisme endogène (24). Suivant cette hypothèse, toute condition qui conduit à un hypercortisolisme endogène, tel que le stress psychologique peut être mis en corrélation avec le développement du CSCR, l'étude de Yannuzzi (32), du CSCR et des types de personnalité soutient cette théorie (32). L'étude de Tittl et ses collègues (30), soutient également ce concept car ils ont conclu que les patients souffrant de SCCR étaient plus susceptibles d'utiliser des médicaments psychopharmacologiques (30), ce qui renforce le rôle du stress dans le développement du SCCR.

1.10. Méthodes de diagnostic

1.10.1. Dispositif de tomographie par cohérence optique à domaine spectral (SD-OCT)

La visualisation des premiers appareils OCT était limitée à une bande hautement réfléchissante située dans le fond de l'œil postérieur. En 1996, des appareils d'OCT commerciaux ont été introduits et les mesures de l'épaisseur de la rétine étaient initialement effectuées à partir du bord supérieur de la bande hautement réfléchissante jusqu'à la rétine interne (73).

Ce n'est qu'en 2007, lorsque la SD-OCT a fait son entrée sur le marché commercial et a permis de mieux comprendre la résolution rétinienne, qu'une terminologie pratique pour les couches rétiniennes est devenue nécessaire (73).

La SD-OCT a amélioré la sensibilité de l'imagerie et le rapport signal/bruit, ce qui a facilité la découverte d'anomalies de la rétine externe qui n'avaient pas été décelées auparavant. Ces découvertes comprennent celle de la membrane limitante externe (MLE), dont on pense qu'elle persiste dans la zone d'attachement de la rétine, tandis que la jonction IO/OS (74) présente une perturbation ou une irrégularité (75). On observe également un amincissement de l'ONL au niveau de la partie détachée de la rétine, ce qui confirme la croyance selon laquelle les cellules photoréceptrices subissent une apoptose (63).

La SD-OCT est un outil plus sensible et plus spécifique pour le diagnostic du SCCR que la FAF (49). Elle facilite la détection précoce des manifestations du SCCR, comme le DEP et le décollement séreux de la rétine (5). Les images à haute résolution ont permis de découvrir des manifestations plus subtiles du SCCR, facilitant ainsi sa compréhension (76).

En SD-OCT, la choroïde apparaît plus épaisse de manière bilatérale, et pas seulement dans l'œil affecté (35), cette anomalie serait due à un dysfonctionnement de la vascularisation choroïdienne conduisant à son hyperperméabilité. L'acuité visuelle dans la RSCC est diminuée et l'épaisseur de l'ONL, mesurée par SD-OCT, semble être en corrélation avec cette constatation par un amincissement, dont la pathogénie pourrait être le résultat de l'apoptose des photorécepteurs (61).

La SD-OCT a également la capacité d'imager facilement les défauts de l'EPR. La zone entourant une fuite sur la FAF présente généralement un DEP (77), avec parfois une rupture détectable de la barrière de l'EPR qui est submergée par la fluorescéine de la choroïde. De la même manière que les changements choroïdiens observés avec la SD-OCT, la couche de l'EPR présente également des anomalies dans l'œil asymptomatique, ces changements peuvent représenter les signes avant-coureurs d'une décompensation de la couche de l'EPR.

L'atrophie à long terme dans le CSCR peut être mesurée en fonction de l'épaisseur de la fovéa, elle est diminuée dans l'œil affecté par rapport à l'œil sain même après la résolution du SRF

(78). L'épaisseur de la fovéa peut être un facteur prédictif de l'acuité visuelle (79). Les personnes atteintes de CSCR présentant un amincissement fovéal plus important ont une vision plus sévèrement affectée, par rapport à celles qui ne présentent pas de modifications de l'épaisseur fovéale.

1.10.2. Électrorétinogramme à motif (PERG)

Modalité électrophysiologique, l'ERG est un outil utile pour évaluer et surveiller le SCCR en donnant un aperçu de la fonction de la macula. Il mesure la différenciation électrophysiologique entre le nerf optique et le dysfonctionnement maculaire, ce qui permet d'évaluer à la fois la fonction rétinienne et les cellules ganglionnaires de la rétine (49).

À l'aide d'un stimulus iso-lumineux, qui est détecté par la rétine, il fonctionne en produisant des ondes, qui sont soit négatives (onde N95), soit positives (onde P50). L'onde N95 représente en grande partie les cellules ganglionnaires de la rétine, tandis que l'onde P50 provient des photorécepteurs situés dans la macula. Dans le CSCR, on observe une atténuation de l'onde N95 et une diminution de l'amplitude de l'onde P50, ce qui indique une absence de dysfonctionnement des cellules ganglionnaires de la rétine. (49)

Le PERG révèle également que la récupération fonctionnelle de la rétine peut prendre plus de temps que la récupération anatomique. Malgré la résolution anatomique, un déficit résiduel demeure, ce qui explique pourquoi certains patients se plaignent encore d'anomalies visuelles qualitatives alors qu'ils présentent une acuité visuelle quantitative normale (49).

1.10.3. Électrorétinopathie multifocale (mfERG)

Le dysfonctionnement rétinien dans le CSCR est montré comme étant plus sévère dans le mfERG par rapport aux résultats cliniques observés. Les changements dans le mfERG correspondent largement aux zones spécifiques de la maladie clinique observée (80), et les amplitudes montrent une grande amélioration après la résolution de la SRF (81). Il s'agit d'un mode raisonnable pour suivre l'évolution de la maladie, ainsi que les améliorations des résultats de l'OCT.

1.10.4. Autofluorescence du fond d'œil (FAF)

Le mode de fonctionnement du FAF est basé sur le produit de dégradation de certaines structures cellulaires, et plus précisément sur les propriétés autofluorescentes de ces composants. La lipofuscine est un produit de dégradation, qui contient des fluorophores qui, lorsqu'ils sont correctement stimulés par des longueurs d'onde spécifiques, sont capables d'émettre de la lumière. Le FAF est capable d'aider à la détection des CSCR car la lipofuscine s'accumule dans les cellules de l'EPR, provoquant une hypoautofluorescence due à l'atrophie de la couche cellulaire de l'EPR

(82,83).

Auparavant, on pouvait affirmer que la FAF pouvait révéler une fuite, aussi bien dans les cas de RSCC aiguës que chroniques. En 1986, Spitznas *et al* (31) ont conclu que la FAF pouvait révéler une fuite chez 95 % des patients au stade aigu (31), alors qu'une étude plus récente (2015) a révélé une fuite chez seulement 65 % des patients souffrant de SCCR aigu (49). On pense aujourd'hui que la FAF est plus utile pour diagnostiquer un SCCR chronique qu'un SCCR aigu, car on pense que les changements d'autofluorescence prennent plusieurs mois avant de devenir détectables.

Dans le SCCR chronique, des motifs autofluorescents anormaux caractérisent les zones de lésions de l'EPR ou de décollement séreux de gravité variable (84,85). Les dépôts autofluorescents qui s'accumulent dans l'espace sous-rétinien peuvent exacerber les lésions de l'EPR observées dans le SCC (86).

En plus de mettre en évidence la physiopathologie du CSCR, le FAF a également une utilité fonctionnelle pour prédire l'acuité visuelle (83), Imamura *et al* (84) ayant conclu à une corrélation entre les motifs d'autofluorescence et la fonction visuelle (84).

1.11. Modalités de traitement

En général, le SCCR aigu est un processus autolimité (87), l'acuité visuelle est généralement restaurée dans les 4 mois, avec peu ou pas de séquelles visuelles (88). Cependant, les récidives sont fréquentes, l'incidence chez les patients atteints de CSCR étant de 30-50% en un an (89,90).

Actuellement, l'approche initiale la plus courante du SCCR est l'observation, en partie à cause de la propension du SCCR à se résoudre spontanément (91). Les conclusions de Gilbert *et al* (92) indiquent que le SCCR est une affection bénigne, 80-90% des cas se résolvant spontanément en 2-6 mois (92). Cependant, dans certains cas, un traitement est souhaitable, y compris, mais sans s'y limiter, dans le cas d'un CSCR avec une acuité visuelle réduite et une accumulation persistante de SRF ou chez les patients présentant un CSCR récurrent (5).

Le SCCR touche généralement le groupe en âge de travailler et une prise en charge appropriée permettra aux personnes concernées de reprendre leurs activités quotidiennes normales et de retourner au travail plus rapidement, améliorant ainsi leur qualité de vie. En outre, un traitement efficace du SCCR est bénéfique pour la santé publique dans son ensemble, réduisant ainsi la charge de la santé publique.

En fin de compte, il n'y a pas de consensus clair sur la gestion du CSCR, et il existe une variété d'options de traitement dont certaines incluent : les agents anti-facteur de croissance endothélial vasculaire (anti-VEGF) (93) qui sont administrés par injection intravitréenne (94), la thérapie photodynamique (PDT) et la coagulation laser focale (FLC) (8).

1.11.1. Agents anti-facteur de croissance endothélial vasculaire (VEGF)

En général, les agents anti-VEGF, tels que le bevacizumab et le ranibizumab, ne font pas partie du traitement standard, lorsqu'il s'agit de CSCR aigus ou chroniques, mais certains essais ont conduit à l'hypothèse que l'ischémie, soit dans la choroïde, soit dans l'EPR, crée un environnement hypoxique qui pourrait conduire à la présence de VEGF, pourtant indétectable dans les échantillons aqueux oculaires (95).

Les essais d'utilisation d'anti-VEGF dans les CSCR n'ont pas encore donné de résultats définitifs. Un essai examinant l'effet du bevacizumab intravitréen chez des patients atteints de CSCR en phase aiguë n'a conclu à aucune différence entre le groupe témoin et le groupe étudié (96).

Un autre essai a examiné les résultats à un an de la PDT à faible influence par rapport au ranibizumab pour le CSCR chronique, rapportant une certaine amélioration dans le groupe d'étude en termes de réduction du SRF (97), mais a conclu que des études supplémentaires sont nécessaires.

1.11.2. Thérapie photodynamique (PDT)

Le SCCR est fondamentalement un trouble maculaire. Le succès de la PDT dans le traitement de la dégénérescence maculaire avec la PDT utilisant le protocole TAP (98-100), a conduit à des études sur son efficacité dans le traitement du CSCR.

En 1999, un essai contrôlé randomisé (ECR) sur la dégénérescence maculaire liée à l'âge (DMLA) traitée par le groupe d'étude de la thérapie photodynamique (TAP) a été réalisé. L'ECR a montré que la vertéporfine était supérieure au placebo dans le traitement de la DMLA humide ($P<0,01$). La SRF était réduite dans le groupe recevant la TAP, par rapport au groupe témoin (54), et l'acuité visuelle est restée constante ou s'est améliorée dans le groupe d'étude.

Une étude ultérieure, basée sur les résultats du mfERG, confirme que la PDT a un certain effet sur le traitement du CSCR (101). Néanmoins, d'autres études sont nécessaires pour approfondir cette question.

1.11.3. Coagulation laser focale (FLC)

Au départ, le laser xénon était privilégié pour le traitement des CSCR aigus, aujourd'hui, dans les FLC, le laser argon est plus couramment utilisé (102). Un laser argon jaune ou vert de faible intensité est utilisé dans la photocoagulation au laser argon et, par l'utilisation de la chaleur, provoque la coagulation des tissus. La chaleur est générée par le faisceau lumineux, qui est intensifié sur l'EPR (91).

Le traitement par FLC repose sur le concept selon lequel il peut accélérer l'absorption du SRF et son élimination consécutive, en focalisant le faisceau sur les foyers de fuite, préalablement identifiés par le FAF. Le mécanisme d'action exact est inconnu, mais on suppose que la photocoagulation parvient à colmater la fuite, soit indirectement en favorisant la cicatrisation et donc le recrutement des cellules nécessaires au processus de restauration, soit en agissant directement sur les cellules de l'EPR.

Dès 1979, l'efficacité de la FLC pour accélérer la résolution de la SRF a été démontrée (103). Bien que les résultats soient prometteurs, une étude ultérieure plus récente examinant le suivi à long terme de l'étude de 1979, n'a montré aucune signification statistique dans les taux de récidive entre le groupe d'étude et le groupe témoin (104). Une étude rétrospective de Gilbert *et al* (92), ajoute du poids à l'idée que la FLC n'offre aucune différence dans les résultats à long terme (92). Un autre inconvénient de la FLC est le fait que certains patients ne sont pas adaptés au traitement laser, comme ceux qui ont des fuites sous-fovéales et ceux qui ont des fuites diffuses étendues (5).

Le SCCR reste en grande partie une maladie énigmatique. Cela est principalement dû à l'évolution naturelle de la maladie, qui se traduit par une régression spontanée chez une proportion importante de patients, et à l'absence d'essais cliniques randomisés. Aucune des modalités de traitement précédentes n'a fourni de preuves suffisantes d'efficacité et elles ont toutes des résultats variables (8).

De plus, malgré les nombreuses interventions étudiées, plusieurs limitations, telles que la qualité de la conception de l'étude et le nombre relativement faible de patients participants évalués dans l'étude, limitent l'utilisation et la validité des données existantes. Il existe un besoin certain de réaliser davantage d'ECR afin d'évaluer systématiquement les modalités de traitement du SCCR et de fournir des directives de traitement claires et fondées sur des preuves.

1.12. Pronostic

En général, le CSCR a un bon pronostic, la durée des symptômes étant liée à la gravité du CSCR, ce qui explique pourquoi le CSCR aigu a un meilleur pronostic que le chronique (18).

Les patients atteints de RSCC aiguës se rétablissent généralement complètement et retrouvent leur état prémorbide antérieur (86). On peut observer une récupération spontanée de l'acuité visuelle centrale à 1,0 ou mieux, dans plus de 60% des yeux affectés (88), se produisant généralement dans les quatre mois (5).

La gravité du CSCR est directement proportionnelle à sa durée (105). Le CSCR chronique a donc un pronostic plus variable en raison de la mise en commun chronique du SRF, qui entraîne des modifications rétiniennes neurosensorielles et peut conduire à des dommages visuels permanents (26).

1.13. Éplérénone

1.13.1. Définition

L'éplérénone est un bloqueur d'aldostérone hautement sélectif (106) et un diurétique épargneur de potassium (107). Elle agit comme un antagoniste compétitif avec une sélectivité spécifique pour le MR (108), et est déjà approuvée pour le traitement de l'hypertension aux États-Unis, car il est prouvé que le blocage de l'aldostérone est bénéfique pour les maladies cardiovasculaires et rénovasculaires (106).

1.13.2. Mécanisme d'action

On pense que l'activation excessive du MR dans les vaisseaux choroïdiens joue un rôle dans la pathogenèse du SCCR (20-23). Des études sur les rongeurs menées par Zhao *et al* (20), démontrent des modifications des vaisseaux choroïdiens telles que la dilatation et la fuite induites par de fortes doses de glucocorticoïdes (20,21).

Plusieurs types de MR sont également situés dans la neurorétine (21,25) et l'hypothèse est que l'éplérénone, agissant en tant qu'antagoniste des MR, peut empêcher une activation excessive des MR et prévenir ainsi la pathologie qui conduit au SCCR. L'éplérénone a donc été proposée comme option thérapeutique pour le SCCR chronique (8).

1.13.3. Interactions médicamenteuses

L'éplérénone est principalement métabolisée par l'enzyme CYP3A4 et il convient donc de faire preuve de prudence lorsqu'elle est administrée en même temps que certains médicaments qui inhibent cette enzyme. Le kétoconazole est l'un de ces puissants inhibiteurs du CYP3A4, d'autres inhibiteurs moins puissants comprennent, sans s'y limiter, le vérapamil, le fluconazole et l'érythromycine (109).

Il faut conseiller aux patients de ne pas consommer de jus de pamplemousse lorsqu'ils prennent de l'éplérénone, car des études montrent que cela augmente l'exposition au médicament de 25 % (109).

L'éplérénone est de catégorie B pendant la grossesse (110), ce qui signifie que les études de reproduction menées chez l'animal n'ont pas mis en évidence de risque pour le ftus, mais que les études sont insuffisantes chez la femme enceinte.

1.13.4. Utilisation de l'éplérénone dans le traitement de la choriorétinopathie séreuse centrale (CSCR)

Salz *et al* (111), ont effectué un examen rétrospectif de 14 patients atteints de RSCC chronique pour évaluer l'effet de l'éplérénone par voie orale sur le SRF, l'acuité visuelle et l'épaisseur de la choroïde. Les patients ont été observés pendant un minimum de trois mois, en utilisant l'EDI-OCT comme outil de surveillance pour mesurer l'épaisseur choroïdienne et la hauteur du fluide sous-fovéal (SFF) (111).

Selon l'EDI-OCT, 71,4 % des patients ont présenté une amélioration de la hauteur du MFS après 1 mois, 2 patients sur 14 présentant une résolution complète du MFS. Après 1 mois, la hauteur moyenne du MFS a diminué de 130 à 62 mm (*P=0*,05). Des changements prometteurs ont également été observés dans l'épaisseur de la choroïde, qui a diminué de 33pm, passant de 315pm à 282pm (*P=0*,07) (111).

Après 3 mois, tous les patients sauf un ont montré une diminution du MFS sur l'EDI-OCT, et 64 % des patients ont obtenu une résolution complète du MFS. La hauteur moyenne du MFS après 3 mois a diminué à 21 pm (*P=0*,004), l'épaisseur moyenne de la choroïde diminuant à 253 pm (*P=0*,10). En conséquence, l'acuité visuelle s'est améliorée à logMAR 0,28 (*P=0*,02).

Dans l'ensemble, on peut conclure que l'étude de Salz *et al* (111) fournit des résultats encourageants qui soulignent le potentiel que l'éplérénone orale pourrait avoir dans le traitement du SCCR (111).

Singh *et al* (8) ont examiné l'éplérénone comme traitement du SCCR chronique en utilisant une série de cas consécutifs rétrospectifs de 17 yeux chez 13 patients traités avec 25 ou 50 mg d'éplérénone par jour par voie orale. Les patients étaient âgés de 29 à 85 ans et 12 yeux avaient été précédemment traités par d'autres modalités. L'objectif principal était de mesurer la réduction hypothétique du SRF à l'aide de la SD-OCT lors de la visite de base et des visites de suivi ultérieures, l'administration totale d'éplérénone durant entre 38 et 300 jours.

L'étude a démontré des réductions statistiquement significatives des mesures du SRF et de l'épaisseur du sous-champ, ainsi qu'une amélioration de l'acuité visuelle, ce qui suggère que l'éplérénone par voie orale est efficace dans le traitement du SCCR chronique et devrait être examiné plus avant (8).

Sampo *et al* (112), ont évalué l'efficacité de l'éplérénone dans le traitement du SCCR chronique. Vingt-sept patients ont été impliqués dans une étude rétrospective et traités par l'éplérénone pendant au moins 3 mois.

L'acuité visuelle et l'OCT maculaire comprenant la hauteur du SRF, l'épaisseur de la choroïde et l'épaisseur de la rétine ont été évaluées avant l'administration de l'éplérénone et à deux intervalles : 1 mois et 3 mois.

Avant le traitement à l'éplérénone, l'épaisseur de la rétine était de 266-573pm et, après un mois, 20 des 27 patients ont montré une diminution de l'épaisseur de la rétine et de la hauteur du SRF, la moyenne étant de 322,6pm (*P=0*,01).

Lors du suivi à 3 mois, on a constaté une nouvelle diminution de la SRF et de l'épaisseur de la rétine de 28,3pm pour atteindre 294,3pm (*P*=*0*,002). 22,2 % des patients présentaient une résolution complète de l'ERS à un mois, qui est restée la même à 3 mois d'observation. Six autres patients ont présenté une résolution complète de la SRF à l'issue du suivi de 3 mois (112).

Les conclusions de cette étude reflètent celles de l'étude de Salz *et al* (111) montrant une diminution de l'épaisseur de la rétine et de la hauteur du SRF.

Leisser *et al* (113), ont évalué les effets de l'éplérénone sur la récurrence à long terme du SCCR. Cette série de cas rétrospective comptait 11 patients. Sur ces 11 patients, 4 avaient déjà subi une PDT, 3 avaient déjà reçu un traitement anti-VEGF et 4 avaient déjà connu plusieurs récidives de CSCR. La tranche d'âge des patients était de 47 à 76 ans (113), plus âgée que la population habituellement touchée qui est de 20 à 50 ans (5).

Un décollement et une résorption neurosensoriels ont été observés chez 4 patients, tandis que 4 autres patients ont vu leur vision s'améliorer, malgré un œdème résiduel persistant. L'acuité visuelle s'est améliorée chez 73 % des patients (113).

Cette étude corrobore les conclusions de Salz *et al* (111) et de Sampo *et al* (112), selon lesquelles l'éplérénone permet d'obtenir une bonne réponse au traitement, et justifie une étude plus approfondie.

Une étude rétrospective des dossiers de 24 patients atteints de SCCR chronique a été menée par Cakir et al (114). Tous les patients participants examinés, résistants au traitement conventionnel, ont été traités à l'éplérénone et suivis pendant 4 mois. L'éplérénone a été administrée pendant une semaine à la dose de 25 mg/jour puis de 50 mg/jour. Le SD-OCT a enregistré la résolution du SRF ainsi que l'épaisseur maculaire centrale (CMT) et la meilleure acuité visuelle corrigée (BCVA) (114).

Après 4 mois, le CMT avait diminué de 67 pm et il y avait une modeste amélioration de la BCVA de 0,35 à 0,3 logMAR. Une corrélation entre l'intégrité de l'EPR et le résultat visuel favorable a été notée (114). Des similitudes globales avec les études précédentes ont été observées et la valeur clinique proposée de l'éplérénone a été confirmée.

Cakir *et al* (114), souligne également l'importance d'un traitement précoce dans le cas d'un SCCR, car les patients présentant des modifications étendues de l'EPR étaient beaucoup moins susceptibles de bénéficier d'un traitement par éplérénone (114). Il est important de déterminer si l'éplérénone est utile dans le contexte aigu, car malgré la restauration de l'acuité visuelle, qui peut se produire spontanément (1,48), après une accumulation de SRF, la sensibilité au contraste peut ne pas se rétablir (45,46,115).

1.13.5. Effets secondaires de l'éplérénone

L'éplérénone a une pléthore d'effets secondaires, bien qu'ils soient généralement considérés comme peu fréquents (116). Les effets indésirables de l'éplérénone découlent directement de son mécanisme d'action et l'affection pour laquelle l'éplérénone est utilisée dépend, dans une certaine mesure, de la fréquence à laquelle des effets secondaires particuliers surviennent (117-119).

Les effets secondaires généraux de l'éplérénone sont les symptômes de type grippal et la fatigue. Les effets indésirables sur le système nerveux comprennent des vertiges et des maux de tête. Les troubles rénaux et respiratoires sont l'albuminurie et la toux, respectivement. Les douleurs abdominales et la diarrhée font partie des effets secondaires gastro-intestinaux.

Les effets secondaires diffèrent également en fonction du sexe. Les patients masculins peuvent présenter des troubles endocriniens, sous la forme de gynécomastie et de mastodynie (8), qui ont des implications physiques et psychologiques. Les femmes, quant à elles, peuvent présenter des saignements vaginaux, dont le taux est de 0,8 % selon certains essais (109).

L'éplérénone est associée à une augmentation proportionnelle à la dose des taux sériques de K+ (120), faisant de l'hyperkaliémie (>5,5 mEq/L) son effet secondaire le plus inquiétant. Par conséquent, les patients recevant une supplémentation en potassium ou des diurétiques d'épargne potassique doivent éviter l'utilisation de l'éplérénone. La fonction rénale et d'autres variables du patient affectent également l'incidence de l'hyperkaliémie liée à l'antagoniste des récepteurs minéralocorticoïdes (ARM), qui peut être observée lors de la prise d'éplérénone (117).

Les autres effets indésirables de laboratoire, observés lors des essais cliniques de l'éplérénone, comprennent une légère hypercholestérolémie dose-dépendante (0,4 mg/dL à 50 mg/d à 11,6 mg/dL à 400 mg/d) et une hypertriglycéridémie (7,1 mg/dL à 50 mg/d à 26,6 mg/dL à 400 mg/d) (121). Dans de rares cas, on observe des taux élevés d'alanine aminotransférase (ALT) et de gamma glutamyl transpeptidase (GGT) sériques (8). On estime que seulement 0,66 % des patients verront leur taux de transaminases sériques multiplié par trois. Aucun cas d'insuffisance hépatique n'a été signalé jusqu'à présent (109).

L'étude de Cakir *et al* (114) a mis en évidence les effets indésirables de l'éplérénone, 13 % des patients ayant arrêté prématurément leur traitement en raison de ces effets secondaires (114), ce qui indique que des études plus approfondies sont nécessaires pour explorer plus avant les sous-groupes de patients qui peuvent bénéficier le plus d'un traitement à l'éplérénone.

2. OBJECTIFS

OBJECTIFS :

1. Déterminer les différences dans la meilleure acuité visuelle corrigée (BCVA) avant et après le traitement à l'éplérénone chez les patients atteints de choriorétinopathie séreuse centrale (CSCR) aiguë.
2. Déterminer les changements morphologiques de la rétine (diamètre et hauteur du liquide sous-rétinien (SSR), volume du cube (CV), épaisseur moyenne du cube (EMC) et épaisseur du sous-champ central (CST)) chez les patients atteints de SCCR en phase aiguë après administration d'éplérénone.
3. Déterminer si l'éplérénone est un traitement sûr et efficace du SCCR aigu.

HYPOTHÈSE :

1. La BCVA sera significativement améliorée après le traitement à l'éplérénone.
2. Les paramètres morphologiques rétiniens (diamètre et hauteur du SRF, CV, CAT et CST) du SRF seront significativement plus faibles après le traitement à l'éplérénone.
3. L'éplérénone est un traitement efficace du SCCR aigu

3. MATÉRIAUX ET MÉTHODES

3.1. Contexte éthique de la collecte des données

Toutes les données utilisées pour cette thèse ont été recueillies au service d'ophtalmologie de l'hôpital universitaire de Split, et ont été approuvées par le comité d'éthique de l'hôpital universitaire de Split. L'étude a respecté les principes énoncés dans la déclaration d'Helsinki et le consentement éclairé de tous les participants a été obtenu.

3.2. Objectif de l'étude

À l'heure actuelle, les preuves sont insuffisantes pour conclure que le traitement du SCCR aigu apporte des avantages cliniques importants, supérieurs à ceux de l'observation seule, qui peuvent conduire à une résolution spontanée et à une régression de la maladie.

À l'heure actuelle, il n'existe pas de thérapie de référence pour le traitement du SCCR aigu, mais parmi les interventions étudiées à ce jour, l'éplérénone apparaît comme la plus prometteuse. Des études antérieures ont prouvé l'efficacité du traitement à l'éplérénone dans le RCCS chronique, entraînant des améliorations anatomiques et visuelles des yeux (8,107,111,112,114,122,123), mais il n'existe pas d'études de ce type sur l'utilisation de l'éplérénone dans la gestion du RCCS aigu et c'est le but de la présente étude, d'examiner l'éplérénone comme option de traitement du RCCS aigu.

3.3. Sujets

Sur la base des résultats d'une série de cas consécutifs rétrospectifs impliquant des patients ayant reçu de l'éplérénone orale pour un SCCR chronique (8), il a été décidé de mener la présente étude. La présente étude est une analyse prospective des patients qui ont reçu de l'éplérénone orale hors AMM pour le traitement d'un SCCR aigu.

Le diagnostic de RSCC aigu peut être défini par les résultats de l'angiographie à l'ICG par la présence d'une FSC depuis moins de 3 mois. *Des* essais cliniques récents utilisent 3 mois pour distinguer le RCCS aigu du RCCS chronique (53,77), Chan *et al* (54) définissant tous les cas qui ne se résolvent pas spontanément dans les trois premiers mois comme l'évolution chronique du RCCS, et Zhao *et al* (20) définissant, plus de 3 mois comme l'évolution chronique.

La présente étude a porté sur 15 yeux de 15 patients, 2 femmes et 13 hommes qui ont été diagnostiqués, avec un CSCR aigu au département d'ophtalmologie de l'hôpital universitaire de Split. Les participants étaient jeunes ou d'âge moyen, allant de 32 à 55 ans, l'âge moyen des patients étant de 42,2 ans.

Avant l'inscription, les principaux critères d'inclusion des patients étaient un diagnostic confirmé de SCCR aigu par FAF et l'absence de traitement préalable. Les participants potentiels ont été exclus sur la base des principaux critères d'exclusion, qui comprenaient les patients ayant des antécédents de maladies vasculaires rétiniennes, y compris la rétinopathie diabétique, l'occlusion veineuse rétinienne, l'œdème maculaire diabétique, la dégénérescence maculaire exsudative liée à l'âge, une uvéite antérieure dans l'œil étudié affecté (8), l'utilisation de diurétiques d'épargne potassique, ainsi que les patients présentant une fonction rénale anormale et des taux élevés de K+ sérique.

3.4. Méthodes

Les participants à l'étude ont été soumis à un dépistage initial et à des procédures de base qui comprenaient : un historique médical détaillé, un examen oculaire et un test sanguin. Des échantillons de sang ont été prélevés et envoyés pour analyse afin de vérifier les niveaux de potassium et de créatinine. Une concentration de créatinine sérique >220pmol/L et une concentration de potassium sérique >5,0mmol/L, deux critères importants d'exclusion.

L'éplérénone a été administrée par voie orale à la dose de 50 mg par jour, pendant 28 jours au total. Les patients ont été observés lors de 3 visites de suivi distinctes, qui ont eu lieu à 7 jours, 14 jours et 28 jours, avec une SD-OCT réalisée à chaque fois. Les informations concernant les effets indésirables rencontrés par les patients ont été vérifiées et enregistrées lors de chaque visite chez le médecin, et aucun n'a été signalé. Les 15 patients ont été traités à l'éplérénone jusqu'à la fin de la cohorte, et aucun patient n'a abandonné le traitement.

Le principal critère d'évaluation de l'étude était la meilleure acuité visuelle corrigée (BCVA) après l'administration d'éplérénone. Les mesures secondaires comprenaient le diamètre et la hauteur du SRF, le volume du cube (CV), l'épaisseur moyenne du cube (CAT) et l'épaisseur du sous-champ central (CST).

L'analyse des résultats de l'examen oculaire a été réalisée à l'aide de l'acuité visuelle Snellen et de l'imagerie SD-OCT. Développée en 1862 et nommée d'après Herman Snellen, un ophtalmologiste néerlandais, l'acuité visuelle de Snellen est déterminée par la charte de Snellen. L'acuité visuelle "normale" est généralement considérée comme la capacité de percevoir un optotype, lorsqu'il est sous-tendu par 5 minutes d'arc, c'est-à-dire 20/20 pieds, 6/6 mètres ou 1,00 décimale selon la charte de Snellen.

L'abaque de Snellen évalue la vision de loin en comparant les résultats d'un individu avec ceux d'une personne "normale" moyenne, les lignes de l'abaque devenant plus petites au fur et à mesure que l'on regarde vers le bas. Le premier chiffre de la mesure de l'acuité visuelle (AV) fait référence à la distance par rapport à la carte, qui est généralement de 6 m ou 20 pieds. Le deuxième chiffre correspond à la distance à laquelle une personne ayant une vision "normale" verrait. La VA doit être mesurée avec des lunettes correctes (hypermétropie) car elle est importante pour déterminer la BCVA et le fait de porter ou non des lunettes a généralement peu d'influence sur les conditions rétiniennes (124).

Le SD-OCT calcule automatiquement le CV, le CAT et le CST, le diamètre et la hauteur du SRF étant mesurés manuellement à l'aide du SD-OCT.

Le SRF s'accumule dans l'espace sous-rétinien, qui se trouve entre les couches de l'EPR et des photorécepteurs. L'espace sous-rétinien est un vestige embryonnaire de la vésicule optique et, dans des conditions normales, il crée un vide (125). L'EPR est fermement attaché à la choroïde sous-jacente et aux photorécepteurs sus-jacents, que l'EPR alimente en oxygène et en nutriments.

Au cours de l'accumulation de SRF, l'EPR s'étire et entraîne un décollement neurosensoriel de la rétine. En raison de l'attachement ferme de l'EPR à la choroïde sous-jacente, un renflement rempli de liquide, appelé PED, est créé (Figure 1) (5).

Au fil du temps, la tension superficielle augmente, jusqu'à atteindre un point où l'EPR éclate et où le liquide s'écoule dans l'espace sous-rétinien. Ce suintement de liquide peut être observé par l'angiographie à la fluorescéine, qui désigne ce phénomène sous le nom de fuite "smokestack" (cheminée). Cette observation proviendrait des similitudes observées lorsque la fumée sort d'une cheminée (2) (129).

Dans le cas du CSCR, le SRF est situé entre les photorécepteurs et l'EPR, apparaissant anéchogène sur le SD-OCT. Le diamètre de la SRF est mesuré manuellement à partir du point le plus large de la SRF anéchogène visible sur le SD-OCT et la hauteur de la SRF est également mesurée manuellement entre l'EPR et la rétine neurosensorielle au point où elle est la plus épaisse (Figure 3).

Selon la norme Early Treatment Diabetic Retinopathy Study (ETDRS), la macula est divisée en neuf sous-champs (126). Le CST, est défini comme l'épaisseur moyenne dans le cercle central de 1 mm de diamètre de la grille ETDRS. La CV est définie comme la somme de tous les volumes, des neuf sections (127), une CV normale est de 6mm x 6mm. La CAT est définie comme la moyenne des épaisseurs dans neuf sections (127), mesurées de la membrane limitante interne (MLI) à l'EPR.

3.5. Méthodes statistiques

L'analyse statistique a été réalisée à l'aide du logiciel statistique Statistica 10 (StatSoft Inc., Tulsa, OK, USA).

Les modèles mixtes ont évalué l'effet temporel au sein des patients et les tendances des résultats dans le temps, en évaluant à la fois l'effet temporel et la tendance sur les quatre périodes.

Des tests non paramétriques ont été utilisés en raison de la taille réduite de l'échantillon. Les résultats significatifs ont été évalués à l'aide du test des paires appariées de Wilcoxon qui permet de détecter les parties du temps qui diffèrent. Le test de tendance visait à déterminer si le résultat suivait une tendance constante dans le temps en évaluant les moyennes de chaque période. La signification statistique a été fixée à $P<0{,}05$.

3.6. Protocole d'imagerie

Le pourcentage de changement, en tant que rapport de mesure au moment du suivi par rapport aux valeurs de base, a été utilisé pour comparer chaque période de temps par rapport à la ligne de base.

Un protocole de cube maculaire SD-OCT a été réalisé avec un Zeiss Cirrus HD-OCT (logiciel Cirrus version 6.1) et un protocole de cube maculaire 512 x 128, au départ et à chaque visite de suivi ultérieure. Les mesures SD-OCT comprenaient le CST, le diamètre et la hauteur du SRF en utilisant le logiciel de lecture, le CAT et le CV.

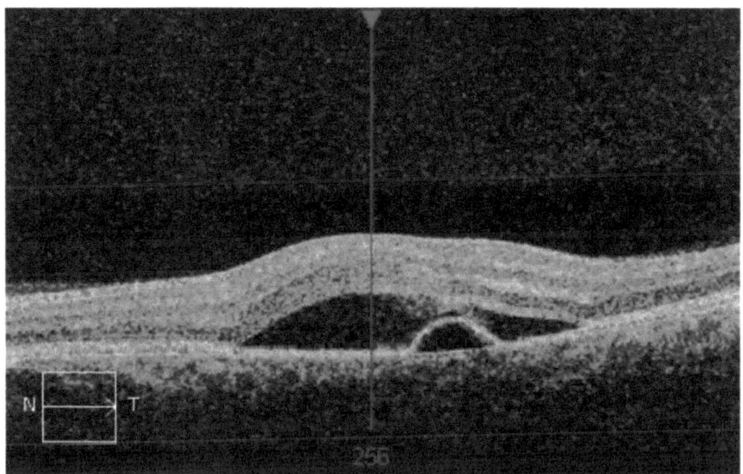

Figure 1. Scanner du cube maculaire 512 x 128, décollement de l'épithélium pigmentaire de la rétine (DEP) *(image tirée des archives personnelles du mentor, avec l'autorisation du mentor)*

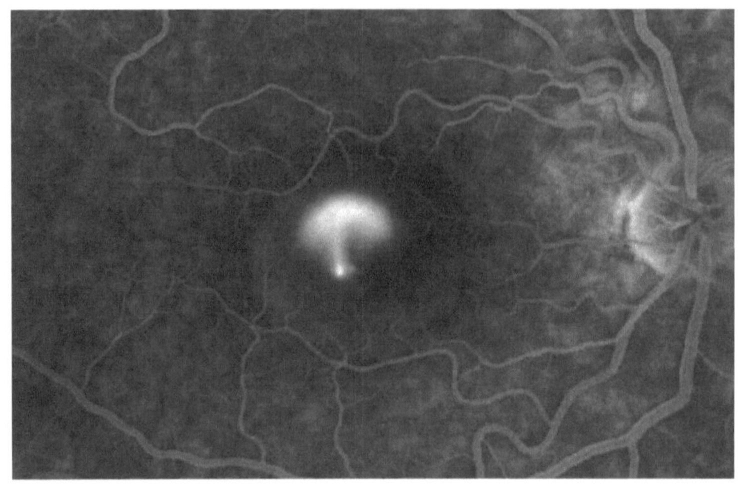

2. *h(source : http://retinagallery.com/displayimage.php?pid=5304)*

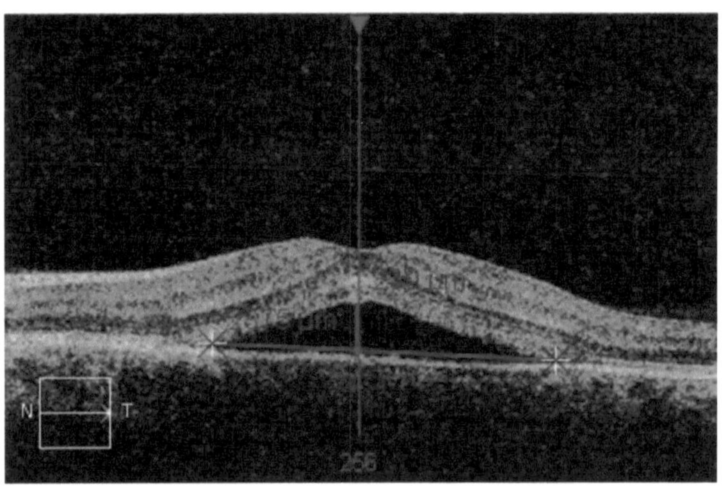

Figure 3. Scan du cube maculaire 512 x 128, mesures manuelles du diamètre et de la hauteur du liquide sous-rétinien (SRF) *(image tirée des archives personnelles du mentor, avec la permission du mentor).*

4. RÉSULTATS

4.1. aseline Caractéristiques

Une cohorte prospective de 15 yeux chez 15 patients atteints de RSCC aiguë a été traitée par 50 mg/j d'éplérénone pendant un total de 28 jours. L'âge moyen des patients était de 42 ans, allant de 32 à 55 ans et la BCVA moyenne était de 0,8 ± 0,1.

Le diamètre médian de base du SRF (pm) était de 181476 (fourchette : 75076-10000000), la hauteur médiane de base du SRF (pm) de 1985 (fourchette : 639-5350), le CST médian de base (pm) de 393 (fourchette : 337-707), le CV médian (mm3) de 10,7 (fourchette : 10-17,4) et le CAT médian de base (pm) de 297 (fourchette : 277-485).

Le diamètre de base moyen du SRF (pm) 239990 ± 217450, la hauteur de base moyenne du SRF (pm) 2129 ±1185, le CST de base moyen (pm) 431 ± 99,0, le CV de base moyen (mm3) 11. ± 1,8 et le CAT de base moyen (pm) 312 ± 50.

4.2. Résultats de l'étude

La durée du suivi a été divisée en 3 visites distinctes chez le médecin, de 7, 14 et 28 jours, et tracée à l'aide d'une analyse de modèle mixte.

4.2.1. Premier suivi

Après 7 jours, le diamètre médian du SRF (pm) était de 154449 (fourchette : 70225-767376), la hauteur médiane du SRF (pm) de 1973 (fourchette : 0,00-5112), le CST médian de base (pm) de 392 (fourchette : 286737), le CV médian (mm3) de 10,8 (fourchette : 9,70-16) et le CAT médian (pm) de 299 (fourchette : 270-448).

Le diamètre moyen du SRF (pm) 191173 ± 168432, la hauteur moyenne du SRF (pm) 2044 ±1402, le CST moyen (pm) 409± 111, le CV moyen (mm3) 11,1 ± 1,5 et le CAT moyen (pm) 309 + 41.

Lors du premier suivi, la hauteur du SRF, le CST, le CV et le CAT n'ont pas montré de diminution statistiquement significative par rapport à la ligne de base (*P=0*,427, *P=0*,156, *P=0*,091 et *P=0*,683 respectivement). Le diamètre du SRF a montré une diminution statistiquement significative (*P=0*,261). Un patient, soit 6,6 % du groupe d'étude, a montré une résolution de la hauteur du SRF après 7 jours.

4.2.2. Deuxième suivi

Le diamètre médian du SRF (pm) était de 137641 (plage : 40401-405769), la hauteur médiane du SRF (pm) de 1396 (plage : 0,00-4296), la CST médiane (pm) de 350 (plage : 250-520), la CV médiane (mm3) de 10,6 (plage : 9,7-14) et la CAT médiane (pm) de 295 (plage : 270-384).

Le diamètre moyen du SRF (pm) 151254 ± 91207, la hauteur moyenne du SRF (pm) 1676 ±1259, le CST moyen (pm) 366± 82, le CV moyen (mm3) 10,9 ± 1,0 et le CAT moyen (pm)303 ± 26.

La hauteur du SRF, le CST, le CV, le CAT et le diamètre du SRF présentaient tous des diminutions statistiquement significatives lors du deuxième suivi par rapport à la ligne de base ($P=0$,012, $P=0$,008, $P=0$,013, $P=0$,026 et $P=0$,002 respectivement). 2 yeux, soit 13,3 % des patients, ont obtenu une résolution complète du SRF après 2 semaines.

La diminution la plus significative du diamètre du SRF a eu lieu après le premier suivi, passant d'une moyenne de 191173am sur 7 jours à une moyenne de 151254am sur 14 jours, soit une réduction de 25,5%.

Le CST a le plus diminué entre le deuxième et le troisième paramètre, passant d'un CST moyen à 7 jours de 409am à une moyenne de 367am à 14 jours.

4.2.3. Troisième suivi

Le diamètre médian du SRF (am) était de 87616 (fourchette : 37249-219024), la hauteur médiane du SRF (am) de 0,00 (fourchette : 0,00-3516), la CST médiane (am) de 291 (fourchette : 212-460), la CV médiane (mm3) de 10,5 (fourchette : 9,6-12) et la CAT médiane (am) de 291 (fourchette : 267-434).

La BCVA moyenne était de 0,9 ± 0,1 ($P=0$,01), le diamètre moyen du SRF (am) 109709 ± 62322, la hauteur moyenne du SRF (am) 1047 ±1254, le CST moyen (am) 314 ± 67, le CV moyen (mm3) 10,6 ± 0,7 et le CAT moyen (am) 295 ± 19.

Après 28 jours, des diminutions statistiquement significatives par rapport à la ligne de base ont été observées dans le diamètre du SRF ($P<0$,01), la hauteur du SRF ($P=0$,001), le CST ($P<0$,01), le CV ($P<0$,01) et le CAT ($P=0$,01) (Figures 4-8 respectivement).

CV a montré la plus grande différence en termes de réduction entre 14 jours et 28 jours, montrant une réduction de 0,25mm3 et une diminution de 5,3% par rapport aux valeurs de base.

4.2.4. Résumé des résultats de l'étude

A la fin de l'étude, une résolution complète de la SRF a été observée dans 8 yeux sur 15 (53,3%), un patient représentatif démontrant la réponse au traitement par l'éplérénone est présenté dans la figure 9. Cinq autres yeux (33,3 %) ont montré une amélioration, mais n'ont pas réussi à obtenir une résolution complète après le traitement. Sur les deux yeux restants, un œil n'a montré aucun effet du traitement, tandis que l'autre s'est aggravé pendant toute la durée du traitement. Après 28 jours, la BCVA était de 0,9 ± 0,1 ($P=0,001$), par rapport à la BCVA de base de 0,8 ± 0,1.

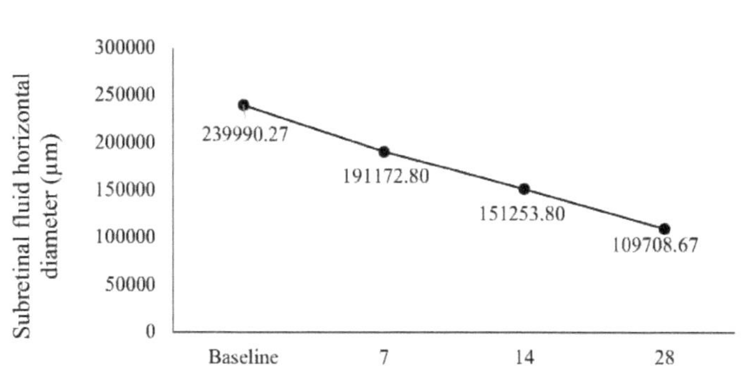

Figure 4. Diamètre horizontal moyen (|um) du fluide sous-rétinien (FSR) chez tous les patients traités par l'éplérénone pour un RSCC aigu à différentes visites de suivi.

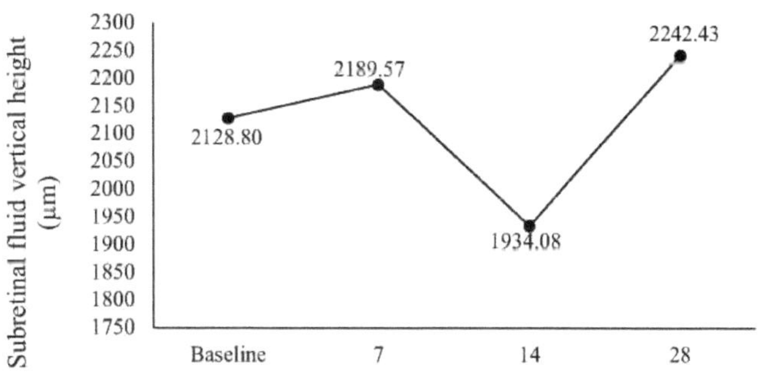

Figure 5. Hauteur verticale moyenne (|um) du fluide sous-rétinien (FSR) chez tous les patients traités par l'éplérénone pour un RSCC aigu à différentes visites de suivi.

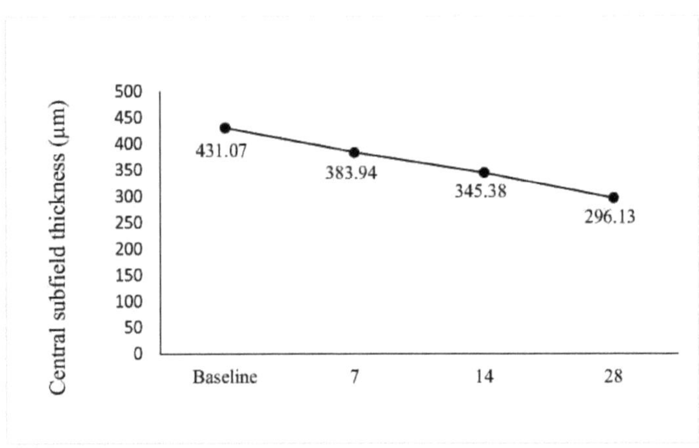

Figure 6. Épaisseur moyenne du sous-champ central (CST) (|um) chez tous les patients traités par l'éplérénone pour un SCCR aigu à différentes visites de suivi.

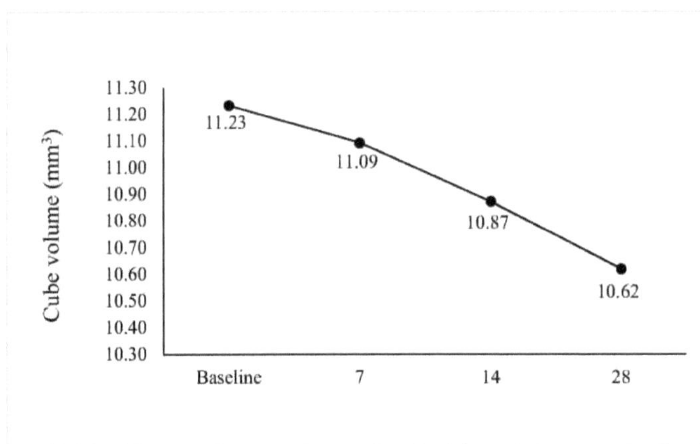

Figure 7. Volume cubique moyen (mm3) chez tous les patients traités par l'éplérénone pour un SCCR aigu à différentes visites de suivi.

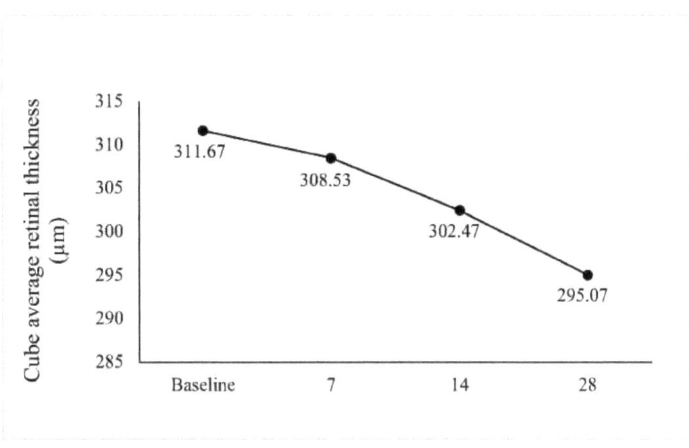

Figure 8. Épaisseur cubique moyenne de la rétine (CAT) (|um) chez tous les patients traités par l'éplérénone pour un SCCR aigu à différentes visites de suivi.

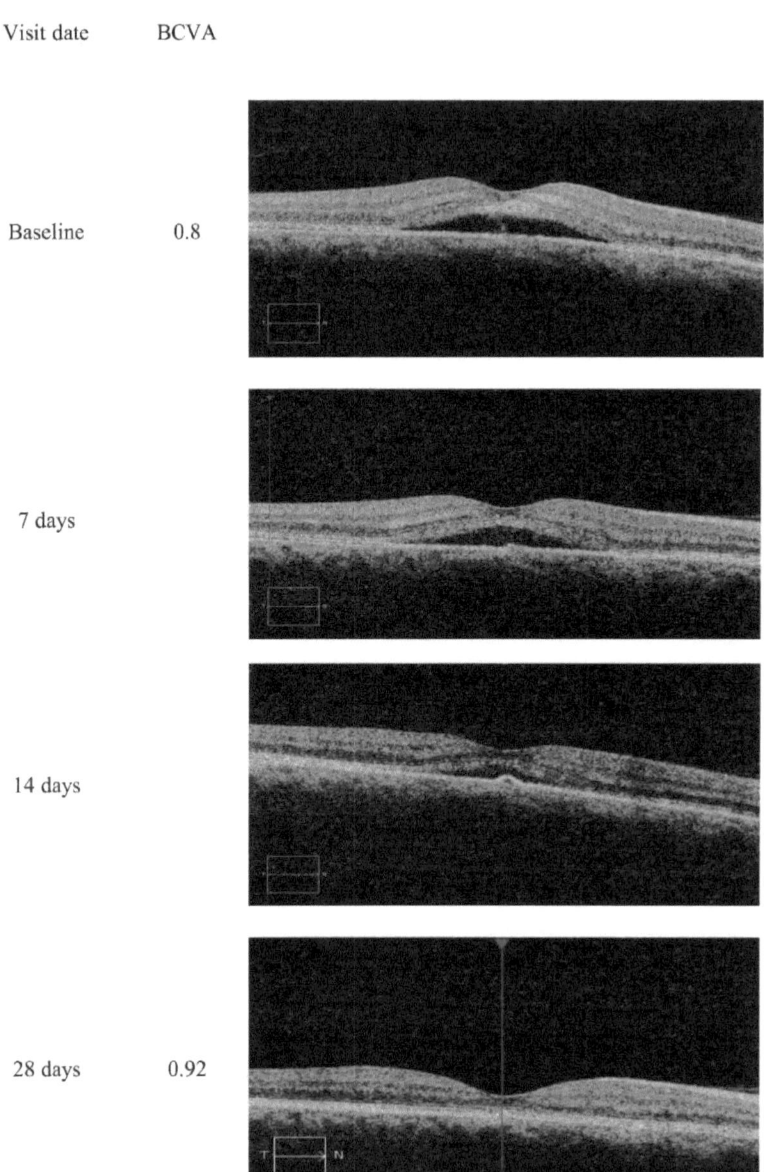

Figure 9. Patient représentatif traité par l'éplérénone montrant une résolution totale du SRF après 28 jours.

4.3. Analyse de la sécurité

Les événements indésirables systémiques (SAE), les événements indésirables non oculaires (AE) et les évaluations oculaires ont été utilisés pour évaluer la sécurité. Aucun effet secondaire n'est survenu suite au traitement par éplérénone et les 15 patients ont terminé l'étude.

5. DISCUSSION

L'hypothèse est que l'éplérénone, un antagoniste compétitif des MR (108), peut empêcher l'activation excessive des MR situés dans les vaisseaux choroïdiens (20-23) et la neurorétine (21,25), et ainsi prévenir la pathologie qui conduit au CSCR.

Il est important de déterminer si l'éplérénone est efficace dans la CSCR aiguë, car malgré la restauration de l'acuité visuelle, qui se produit parfois spontanément (1,48), plus la CSCR est accumulée longtemps, plus la probabilité de dommages durables à la sensibilité au contraste est élevée (45,46,115).

L'efficacité de l'éplérénone dans le traitement du SCCR chronique a été suggérée par des études antérieures, qui ont abouti à des améliorations oculaires tant anatomiques que visuelles (8,20,111-114,128).

Des examens rétrospectifs de 14 patients atteints de SCCR chronique par Salz *et al* (111) et de 27 patients atteints de SCCR chronique par Sampo *et al* (112) qui ont tous deux été traités par l'éplérénone pendant 3 mois, ont démontré une résolution complète de la SFF chez 64% et 22,2% des patients respectivement.

Leisser *et al* (113), ont évalué l'effet de l'éplérénone sur le RSCC récurrent à long terme, et Cakir *et al* (114) ont mené une étude similaire sur des patients atteints de RSCC chronique, résistant au traitement conventionnel. Des résultats comparables ont été observés dans les deux cas, avec des améliorations statistiquement significatives de la BCVA, ce qui a été démontré par 73% des patients dans l'étude de Leisser *et al* (113).

Singh *et al* (8) ont examiné 17 yeux chez 13 patients atteints de SCCR chronique et les ont traités pendant 300 jours avec 25/50 mg/j d'éplérénone par voie orale. La majorité des yeux présentaient une SRF stable à la suite du traitement, avec une résolution complète de la SRF dans 35,3 % des cas (8). Singh *et al* (8) suggèrent que la raison de leurs résultats encourageants est le résultat du mécanisme d'action de l'éplérénone. Ils suggèrent que l'éplérénone orale est plus bénéfique que d'autres options de traitement, car elle cible la rétine entière par opposition à des zones spécifiques de foyers (55,128), et qu'elle a l'avantage d'être moins invasive que les injections d'anti-VEGF ou la PDT (8).

Néanmoins, il n'existe pas de traitement de référence pour le traitement du SCCR, et les études précédentes ne fournissent pas les preuves suffisantes pour conclure que le traitement du SCCR aigu par l'éplérénone donnera les mêmes résultats prometteurs que le SCCR chronique.

Le pronostic du SCCR aigu est généralement favorable, mais une perte d'acuité visuelle irréversible peut survenir, en raison de l'atrophie des photorécepteurs dans la fovéa (61). Le liquide présent dans la région maculaire provoque l'apoptose des photorécepteurs (63), car le détachement de la rétine neurosensorielle, provoque l'étirement sous tension de l'EPR, qui s'éloigne des photorécepteurs, les privant à la fois d'oxygène et de nutriments.

L'étude de Cakir *et al* (114) soutient également l'idée qu'une intervention précoce est associée à une tendance vers un résultat visuel plus favorable. Ils ont observé que les patients présentant des modifications étendues de l'EPR, dont on sait qu'elles sont attribuables à la durée de la maladie, étaient beaucoup moins susceptibles de bénéficier d'un traitement à l'éplérénone (114).

L'objectif de la présente étude était de traiter rapidement le RSCC aigu en accélérant la régression du SRF, prévenant ainsi l'apoptose des photorécepteurs et améliorant l'acuité visuelle, ce qui permet aux patients de reprendre plus rapidement leurs activités quotidiennes sans entrave et de retourner au travail plus rapidement. Cela n'est pas seulement bénéfique pour l'individu qui voit sa qualité de vie s'améliorer, mais aussi pour la société dans son ensemble, en diminuant la charge de santé publique.

L'évolution naturelle d'un CSCR aigu peut être définie comme une résolution spontanée du SRF dans les 6 mois suivant l'apparition des symptômes (18) ou moins, selon Quin *et al* (55) qui affirment que la majorité des cas de CSCR aigus se résolvent spontanément dans les 2 à 3 mois (55).

En reprenant la définition de Quin *et al* (55), les meilleures indications concluent que le SCCR aigu se résorbera dans un délai minimum de 2 mois. La présente étude démontre que les patients traités par 50 mg/j d'éplérénone pour un SCCR aigu présentent des réductions statistiquement significatives de la BCVA, du diamètre et de la hauteur de la SRF, de la CST, de la CV et de la CAT, avec une majorité de patients présentant une résolution complète de la SRF après seulement 28 jours. Cinq autres patients ont montré une amélioration marquée après la fin de l'étude, mais n'ont pas atteint une résolution complète.

La présente étude réduit de manière significative la durée de la maladie par rapport à l'observation et nous pouvons proposer que l'éplérénone orale est une modalité de traitement sûre et efficace pour le SCCR aigu, confirmant ainsi Singh *et al* (8) que le mécanisme d'action probable de l'éplérénone est sur la pathophysiologie du SCCR.

Les limites de la présente étude comprennent le petit nombre de patients recrutés et suivis, ce qui limite l'utilité des données existantes. De plus, la durée du suivi étant relativement courte, le taux de récidive chez nos patients n'a pu être évalué.

Il est nécessaire de poursuivre les recherches afin d'explorer les résultats prometteurs de la présente étude et de confirmer le potentiel de l'éplérénone en tant que choix de traitement dans les cas aigus de SCCR. Cela pourrait être réalisé en incluant davantage de participants dans des essais cliniques randomisés de grande envergure, afin d'élucider le rôle précis de l'éplérénone dans le RSCC aigu, ainsi qu'en augmentant la durée de suivi des patients pour déterminer le taux de récidive.

En outre, l'amélioration des méthodes, sous forme de microperimétrie et de test de sensibilité au constrast, permettra d'évaluer la sensibilité de la rétine, en particulier de déterminer la sensibilité à la lumière des photorécepteurs et de savoir s'ils ont subi une atrophie et une apoptose.

La sensibilité au contraste fournit une image globale de la sensibilité rétinienne dans la fovéa, en modifiant la discrimination spatiale et le contraste. Elle peut être mesurée à l'aide de la carte de Pelli Robson, qui est similaire à la carte de Snellen, en ce sens qu'au lieu que la taille des lettres diminue sur chaque ligne successive, c'est le contraste des lettres par rapport au fond de la carte qui diminue, c'est-à-dire que les lettres s'estompent au fur et à mesure que vos yeux descendent dans la carte. Une méthode plus sophistiquée, connue sous le nom de réseaux sinusoïdaux, consiste à remplacer les lettres par des barres parallèles dont le contraste et la fréquence spatiale varient, ce qui permet une évaluation plus approfondie.

La microperimétrie est une forme de test du champ visuel qui permet de créer une "carte de sensibilité rétinienne" décrivant la quantité de lumière perçue dans les différentes zones de la rétine. L'avantage de la microperimétrie par rapport à la sensibilité au contraste est sa capacité à déterminer exactement où la lumière est perçue, en identifiant les angles morts qui peuvent être liés à des modifications organiques du fond d'œil.

Dans la présente étude, la posologie de l'éplérénone n'est pas étudiée, mais la variabilité de la posologie de l'éplérénone a été étudiée par Bousquet *et al* (128), Zhao *et al* (20) et Singh *et al (8),* qui ont tous observé des diminutions significatives du SRF, de la BCVA et du CMT, ce qui signifie que l'éplérénone orale peut être efficace dans le traitement du CSCR, indépendamment de la variance de la posologie, et souligne que des études plus approfondies sont nécessaires pour identifier la posologie optimale de l'éplérénone et les sous-groupes de patients qui en tireraient le plus grand bénéfice.

1. Le traitement à l'éplérénone a accéléré la résolution du liquide sous-rétinien (SSR) dans la choriorétinopathie séreuse centrale aiguë (CSCR), par rapport à l'évolution naturelle de la maladie.
2. Le traitement par l'éplérénone dans les cas de RSCC aiguë a entraîné une amélioration statistiquement significative de la meilleure acuité visuelle corrigée (BCVA).
3. Une résolution complète du SRF a été observée chez la majorité (8 yeux sur 15) des patients présentant un RSCC aigu après 28 jours de traitement à l'éplérénone.

RÉFÉRENCES

1. Wang M, Munch IC, Hasler PW, Prunte C, Larsen M. Central serous chorioretinopathy. Acta Ophthalmol. 2008;86(2):126-45.

2. Guyer DR, Yannuzzi LA, Slakter JS, et al. Digital indocyanine green videoangiography of central serous chorioretinopathy. Arch Ophthalmol. 1994;112(8):1057-62.

3. Alkin Z, Ozkaya A, Agca A, Yazici AT, Demirok A. Early visual and morphologic changes after half-fluence photodynamic therapy in chronic central serous chorioretinopathy. J Ocul Pharmacol Ther. 2014;30(4):359-65.

4. Vasconcelos H, Marques I, Santos AR, et al. Long-term chorioretinal changes after photodynamic therapy for chronic central serous chorioretinopathy. Graefes Arch Clin Exp Ophthalmol. 2013;251(7):1697-705.

5. Nicholson B, Noble J, Forooghian F, Meyerle C. Central serous chorioretinopathy : update on pathophysiology and treatment. Surv Ophthalmol. 2013;58(2):103-26.

6. Maaranen T, Mantyjarvi M. Contrast sensitivity in patients recovered from central serous chorioretinopathy. Int Ophthalmol. 1999;23(1):31-5.

7. Gruszka A. Implication potentielle de l'activation des récepteurs minéralocorticoïdes dans la pathogenèse de la choriorétinopathie séreuse centrale : rapport de cas. Eur Rev Med Pharmacol Sci. 2013;17(10):1369-73.

8 Singh RP, Sears JE, Bedi R, et al. Oral eplerenone for the management of chronic central serous chorioretinopathy. Int J Ophthalmol. 2015;8(2):310-4.

9. Gass JD. Pathogenèse du détachement disciforme du neuroépithélium. Am J Ophthalmol. 1967;63(3):Suppl:1-139.

10. Lutty GA, Hasegawa T, Baba T, et al. Development of the human choriocapillaris. Eye (Lond). 2010;24(3):408-15.

11. Lee WK, Baek J, Dansingani KK, Lee JH, Freund KB. Choroidal Morphology in Eyes with Polypoidal Choroidal Vasculopathy and Normal or Subnormal Subfoveal Choroidal Thickness. Retina. 2016;36 Suppl 1:S73-S82.

12. Carrai P, Pichi F, Bonsignore F, Ciardella AP, Nucci P. Wide-field spectral domain-optical coherence tomography in central serous chorioretinopathy. Int Ophthalmol. 2015;35(2):167-71.

13. Yang L, Jonas JB, Wei W. Imagerie en profondeur améliorée assistée par la tomographie par cohérence optique de la choriorétinopathie séreuse centrale. Invest Ophthalmol Vis Sci. 2013;54(7):4659-65.

14 Chin EK, Almeida DR, Roybal CN, et al. Oral mineralocorticoid antagonists for recalcitrant

central serous chorioretinopathy. Clin Ophthalmol. 2015;9:1449-56.
15.Spaide RF, Hall L, Haas A, et al. Indocyanine green videoangiography of older patients with central serous chorioretinopathy. Retina. 1996;16(3):203-13.
Piccolino FC, Borgia L, Zinicola E, Zingirian M. Indocyanine green angiographic findings in central serous chorioretinopathy. Eye (Lond). 1995;9 (Pt 3):324-32.
17.Ojima A, Iida T, Sekiryu T, Maruko I, Sugano Y. Photopigments in central serous chorioretinopathy. Am J Ophthalmol. 2011;151(6):940-52 e1.
18. Bae S, Jin K, Kim H, Bae SH. Paramètres cliniques liés au résultat de la métamorphopsie chez les patients atteints de choriorétinopathie séreuse centrale résolue à l'aide de M-CHARTS : étude de cohorte rétrospective. BMC Ophthalmol. 2015;15:180.
19. Bae SW, Chae JB. Évaluation de la métamorphopsie chez les patients atteints de choriorétinopathie séreuse centrale. Indian J Ophthalmol. 2013;61(4):172-5.
20. Zhao M, Celerier I, Bousquet E, et al. Mineralocorticoid receptor is involved in rat and human ocular chorioretinopathy. J Clin Invest. 2012;122(7):2672-9.
21. Zhao M, Valamanesh F, Celerier I, et al. La neurorétine est une nouvelle cible des minéralocorticoïdes : l'aldostérone régule à la hausse les canaux ioniques et hydriques dans les cellules gliales de Muller. FASEB J. 2010;24(9):3405-15.
22. Golestaneh N, Picaud S, Mirshahi M. The mineralocorticoid receptor in rodent retina : ontogeny and molecular identity. Mol Vis. 2002;8:221-5.
23. Wilkinson-Berka JL, Tan G, Jaworski K, Miller AG. Identification d'un système rétinien d'aldostérone et effets protecteurs de l'antagonisme des récepteurs minéralocorticoïdes sur la pathologie vasculaire rétinienne. Circ Res. 2009;104(1):124-33.
24. Bouzas EA, Karadimas P, Pournaras CJ. Chorioretinopathie séreuse centrale et glucocorticoïdes. Surv Ophthalmol. 2002;47(5):431-48.
25. Wang M, Sander B, Lund-Andersen H, Larsen M. Detection of shallow detachments in central serous chorioretinopathy. Acta Ophthalmol Scand. 1999;77(4):402-5.
26. Baran NV, Gurlu VP, Esgin H. Long-term macular function in eyes with central serous chorioretinopathy. Clin Exp Ophthalmol. 2005;33(4):369-72.
2 7.Spaide RF, Campeas L, Haas A, et al. Central serous chorioretinopathy in younger and older adults. Ophthalmology. 1996;103(12):2070-9 ; discussion 9-80.
28. Haimovici R, Koh S, Gagnon DR, Lehrfeld T, Wellik S, Central Serous Chorioretinopathy Case-Control Study G. Risk factors for central serous chorioretinopathy : a case-control study. Ophthalmology. 2004;111(2):244-9.
29. Kitzmann AS, Pulido JS, Diehl NN, Hodge DO, Burke JP. The incidence of central serous chorioretinopathy in Olmsted County, Minnesota, 1980-2002. Ophtalmology. 2008;115(1):169-73.

30. Tittl MK, Spaide RF, Wong D, et al. Systemic findings associated with central serous chorioretinopathy. Am J Ophthalmol. 1999;128(1):63-8.

3 1.Spitznas M. Pathogenèse de la rétinopathie séreuse centrale : une nouvelle hypothèse de travail. Graefes Arch Clin Exp Ophthalmol. 1986;224(4):321-4.

32. Yannuzzi LA. Comportement de type A et choriorétinopathie séreuse centrale. Rétine. 2012;32 Suppl 1:709.

33. Desai UR, Alhalel AA, Campen TJ, et al. Central serous chorioretinopathy in African Americans. J Natl Med Assoc. 2003;95(7):553-9.

Okushiba U, Takeda M. [Étude des lésions vasculaires choroïdiennes dans la choriorétinopathie séreuse centrale par angiographie au vert d'indocyanine]. Nippon Ganka Gakkai Zasshi. 1997;101(1):74-82.

3 5.Imamura Y, Fujiwara T, Margolis R, Spaide RF. Enhanced depth imaging optical coherence tomography of the choroid in central serous chorioretinopathy. Retina. 2009;29(10) : 1469-73.

36. Negi A, Marmor MF. Détachement séreux expérimental de la rétine et lésions focales de l'épithélium pigmentaire. Arch Ophthalmol. 1984;102(3):445-9.

37. Yannuzzi NA, Mrejen S, Capuano V, et al. A Central Hyporeflective Subretinal Lucency Correlates With a Region of Focal Leakage on Fluorescein Angiography in Eyes With Central Serous Chorioretinopathy. Ophthalmic Surg Lasers Imaging Retina. 2015;46(8):832-6.

38. Yoshioka H, Katsume Y. [Études sur la choriorétinopathie séreuse centrale expérimentale. A light and electron microscopy]. Nippon Ganka Gakkai Zasshi. 1982;86(8):738-49.

39. Prunte C, Flammer J. Congestion capillaire et veineuse choroïdienne dans la choriorétinopathie séreuse centrale. Am J Ophthalmol. 1996;121(1):26-34.

40. Yannuzzi LA. Central serous chorioretinopathy : a personal perspective. Am J Ophthalmol. 2010;149(3):361-3.

41. McCurley A, Pires PW, Bender SB, et al. Régulation directe de la pression sanguine par les récepteurs minéralocorticoïdes des cellules des muscles lisses. Nat Med. 2012;18(9):1429-33.

42. Legras M, Coscas G. Maculopathies oedémateuses et sens des couleurs. Mod Probl Ophthalmol. 1972;11:111-6.

43. Erdem Toslak I, Erol MK, Toslak D, et al. L'œil non affecté est-il vraiment non affecté ? Résultats de l'échographie Doppler couleur dans la choriorétinopathie séreuse centrale unilatéralement active. J Med Ultrason (2001). 2017;44(2):173-81.

44. Liegl R, Ulbig MW. Chorioretinopathie séreuse centrale. Ophthalmologica. 2014;232(2):65-7 6.

45. Aggio FB, Roisman L, Melo GB, et al. Facteurs cliniques liés au résultat visuel de la choriorétinopathie séreuse centrale. Retina. 2010;30(7):1128-34.

46. Matsumoto H, Sato T, Kishi S. Outer nuclear layer thickness at the fovea determines visual outcomes in resolved central serous chorioretinopathy. Am J Ophthalmol. 2009;148(1):105-10 e1.

47. Fujita K, Shinoda K, Imamura Y, et al. Correlation of integrity of cone outer segment tips line with retinal sensitivity after half-dose photodynamic therapy for chronic central serous chorioretinopathy. Am J Ophthalmol. 2012;154(3):579-85.

48. Gemenetzi M, De Salvo G, Lotery AJ. Chorioretinopathie séreuse centrale : mise à jour de la pathogenèse et du traitement. Eye (Lond). 2010;24(12):1743-56.

49. Goyal JL, Ghosh B, Sangit V, et al. Pattern ERG in central serous retinopathy. Doc Ophtalmol. 2015;130(2):141-7.

50. Hee MR, Puliafito CA, Wong C, et al. Optical coherence tomography of central serous chorioretinopathy. Am J Ophthalmol. 1995;120(1):65-74.

5 1.Iida T, Hagimura N, Sato T, Kishi S. Evaluation of central serous chorioretinopathy with optical coherence tomography. Am J Ophthalmol. 2000;129(1):16-20.

52. Chan WM, Lai TY, Lai RY, et al. Safety enhanced photodynamic therapy for chronic central serous chorioretinopathy : one-year results of a prospective study. Retina. 2008;28(1):85-93.

53. Lu HQ, Wang EQ, Zhang T, Chen YX. Thérapie photodynamique et facteur de croissance endothélial anti-vasculaire pour la choriorétinopathie séreuse centrale aiguë : examen systématique et méta-analyse. Eye (Lond). 2016;30(1):15-22.

54. Chan WM, Lai TY, Lai RY, Liu DT, Lam DS. Half-dose verteporfin photodynamic therapy for acute central serous chorioretinopathy : one-year results of a randomized controlled trial. Ophtalmology. 2008;115(10):1756-65.

55. Quin G, Liew G, Ho IV, Gillies M, Fraser-Bell S. Diagnosis and interventions for central serous chorioretinopathy : review and update. Clin Exp Ophthalmol. 2013;41(2):187-200.

56. Gass JD. Traitement par photocoagulation de la choroïdopathie séreuse centrale idiopathique. Trans Sect Ophthalmol Am Acad Ophthalmol Otolaryngol. 1977;83(3 Pt 1):456-67.

57. Yannuzzi LA, Shakin JL, Fisher YL, Altomonte MA. Détachements rétiniens périphériques et tracts atrophiques de l'épithélium pigmentaire rétinien secondaires à une épithéliopathie séreuse centrale. Ophtalmology. 1984;91(12):1554-72.

58. Lewis ML. Détachement séreux idiopathique de l'épithélium pigmentaire de la rétine. Arch Ophthalmol. 1978;96(4):620-4.

59. Laatikainen L, Hoffren M. Long-term follow-up study of nonsenile detachment of the retinal pigment epithelium. Eur J Ophthalmol. 1991;1(2):79-84.

60. Mudvari SS, Goff MJ, Fu AD, et al. The natural history of pigment epithelial detachment associated with central serous chorioretinopathy. Retina. 2007;27(9):1168-73.

61. Piccolino FC, de la Longrais RR, Ravera G, et al. The foveal photoreceptor layer and visual

acuity loss in central serous chorioretinopathy. Am J Ophthalmol. 2005;139(1):87-99.

62. Kunavisarut P, Pathanapitoon K, van Schooneveld M, Rothova A. Chronic central serous chorioretinopathy associated with serous retinal detachment in a series of Asian patients. Ocul Immunol Inflamm. 2009;17(4):269-77.

63. Hisatomi T, Sakamoto T, Goto Y, et al. Critical role of photoreceptor apoptosis in functional damage after retinal detachment. Curr Eye Res. 2002;24(3):161-72.

64. Wang MS, Sander B, Larsen M. Retinal atrophy in idiopathic central serous chorioretinopathy. Am J Ophthalmol. 2002;133(6):787-93.

65. Jain IS, Singh K. Maculopathy a corticosteroid side-effect. J All India Ophthalmol Soc. 1966;14(6):250-2.

66. Wakakura M, Song E, Ishikawa S. Corticosteroid-induced central serous chorioretinopathy. Jpn J Ophthalmol. 1997;41(3):180-5.

67. Buelens T, Dewachter A. Bilateral central serous chorioretinopathy associated with endogenous Cushing's syndrome. J Fr Ophtalmol. 2015;38(4):e73-5.

68. Miki A, Kondo N, Yanagisawa S, et al. Des variantes communes du gène du facteur H du complément confèrent une susceptibilité génétique à la choriorétinopathie séreuse centrale. Ophtalmology. 2014;121(5):1067-72.

69. Carvalho-Recchia CA, Yannuzzi LA, Negrao S, et al. Corticosteroids and central serous chorioretinopathy. Ophtalmology. 2002;109(10):1834-7.

7 0.Sunness JS, Haller JA, Fine SL. Chorioretinopathie séreuse centrale et grossesse. Arch Ophthalmol. 1993;111(3):360-4.

71. Hirji N, Watt L, Richardson E. Chorioretinopathie séreuse centrale secondaire à l'accouchement. BMJ Case Rep. 2010;2010.

72. Cousins L, Yen SS, Meis P, Halberg F, Brink G. Circadian rhythm and diurnal excursion of plasma cortisol in diabetic pregnant women. Am J Obstet Gynecol. 1986;155(6):1176-81.

73. Kiernan DF, Hariprasad SM, Chin EK, et al. Prospective comparison of cirrus and stratus optical coherence tomography for quantifying retinal thickness. Am J Ophthalmol. 2009;147(2):267-75 e2.

7 4.Spaide RF, Curcio CA. Anatomical correlates to the bands seen in the outer retina by optical coherence tomography : literature review and model. Retina. 2011;31(8):1609-19.

75. Kim HC, Cho WB, Chung H. Morphologic changes in acute central serous chorioretinopathy using spectral domain optical coherence tomography. Korean J Ophthalmol. 2012;26(5):347-54.

76. Montero JA, Ruiz-Moreno JM. Caractérisation par tomographie par cohérence optique de la choriorétinopathie séreuse centrale idiopathique. Br J Ophthalmol. 2005;89(5):562-4.

77. Fujimoto H, Gomi F, Wakabayashi T, et al. Morphologic changes in acute central serous

chorioretinopathy evaluated by fourier-domain optical coherence tomography. Ophtalmology. 2008;115(9):1494-500, 500 e1-2.

78. Eandi CM, Chung JE, Cardillo-Piccolino F, Spaide RF. Optical coherence tomography in unilateral resolved central serous chorioretinopathy. Retina. 2005;25(4):417-21.

79. Furuta M, Iida T, Kishi S. Foveal thickness can predict visual outcome in patients with persistent central serous chorioretinopathy. Ophthalmologica. 2009;223(1):28-31.

80. Vajaranant TS, Szlyk JP, Fishman GA, Gieser JP, Seiple W. Localized retinal dysfunction in central serous chorioretinopathy as measured using the multifocal electroretinogram. Ophthalmology. 2002;109(7):1243-50.

81. Chappelow AV, Marmor MF. Multifocal electroretinogram abnormalities persistent following resolution of central serous chorioretinopathy. Arch Ophthalmol. 2000;118(9):1211-5.

8 2.Schmitz-Valckenberg S, Holz FG, Bird AC, Spaide RF. Imagerie d'autofluorescence du fond de l'œil : revue et perspectives. Retina. 2008;28(3):385-409.

8 3.Spaide RF, Klancnik JM, Jr. Autofluorescence du fond d'œil et choriorétinopathie séreuse centrale. Ophthalmology. 2005;112(5):825-33.

8 4.Imamura Y, Fujiwara T, Spaide RF. Autofluorescence du fond d'œil et acuité visuelle dans la choriorétinopathie séreuse centrale. Ophthalmology. 2011;118(4):700-5.

85. Matsumoto H, Kishi S, Sato T, Mukai R. Fundus auto fluorescence of elongated photoreceptor outer segments in central serous chorioretinopathy. Am J Ophthalmol. 2011;151(4):617-23 e1.

86. Maruko I, Iida T, Sugano Y, et al. Subfoveal choroidal thickness after treatment of central serous chorioretinopathy. Ophtalmology. 2010;117(9):1792-9.

87. Daruich A, Matet A, Marchionno L, et al. ACUTE CENTRAL SEROUS CHORIORETINOPATHY : Factors Influencing Episode Duration. Retina. 2017.

88. Klein ML, Van Buskirk EM, Friedman E, Gragoudas E, Chandra S. Experience with nontreatment of central serous choroidopathy. Arch Ophthalmol. 1974;91(4):247-50.

89. Vacl J. [50e anniversaire du Dr Eduard Dobry, M.D., CSc]. Vnitr Lek. 1970;16(9):918-9.

90. Loo RH, Scott IU, Flynn HW, Jr. et al. Factors associated with reduced visual acuity during long-term follow-up of patients with idiopathic central serous chorioretinopathy. Retina. 2002;22(1):19-24.

9 1.Salehi M, Wenick AS, Law HA, Evans JR, Gehlbach P. Interventions pour la choriorétinopathie séreuse centrale : une méta-analyse en réseau. Cochrane Database Syst Rev. 2015(12):CD011841.

92. Gilbert CM, Owens SL, Smith PD, Fine SL. Long-term follow-up of central serous chorioretinopathy. Br J Ophthalmol. 1984;68(11):815-20.

93. Ji S, Wei Y, Chen J, Tang S. Efficacité clinique des médicaments anti-VEGF pour la choriorétinopathie séreuse centrale : une méta-analyse. Int J Clin Pharm. 2017;39(3):514-21.

94. Ahn SJ, Woo SJ, Kim KE, Park KH. Association entre la morphologie choroïdienne et les résultats du traitement anti-facteur de croissance endothélial vasculaire dans la néovascularisation choroïdienne myope. Invest Ophthalmol Vis Sci. 2013;54(3):2115-22.

95. Lim JW, Kim MU, Shin MC. Aqueous humor and plasma levels of vascular endothelial growth factor and interleukin-8 in patients with central serous chorioretinopathy. Retina. 2010;30(9):1465-71.

96. Lim JW, Ryu SJ, Shin MC. The effect of intravitreal bevacizumab in patients with acute central serous chorioretinopathy. Korean J Ophthalmol. 2010;24(3):155-8.

97. Bae SH, Heo J, Kim C, et al. Low-fluence photodynamic therapy versus ranibizumab for chronic central serous chorioretinopathy : one-year results of a randomized trial. Ophtalmologie. 2014;121(2):558-65.

98. Cardillo Piccolino F, Eandi CM, Ventre L, Rigault de la Longrais RC, Grignolo FM. Thérapie photodynamique pour la choriorétinopathie séreuse centrale chronique. Retina. 2003;23(6):752- 63.

99. Taban M, Boyer DS, Thomas EL, Taban M. Chronic central serous chorioretinopathy : photodynamic therapy. Am J Ophthalmol. 2004;137(6):1073-80.

100. Yannuzzi LA, Slakter JS, Gross NE, et al. Indocyanine green angiography-guided photodynamic therapy for treatment of chronic central serous chorioretinopathy : a pilot study. Retina. 2003;23(3):288-98.

101. Wu ZH, Lai RY, Yip YW, et al. Improvement in multifocal electroretinography after halfdose verteporfin photodynamic therapy for central serous chorioretinopathy : a randomized placebo-controlled trial. Retina. 2011;31(7):1378-86.

102. Mitsui Y, Matsubara M, Kanagawa M. [Exposition à la lumière du xénon comme traitement de la rétinopathie séreuse centrale (rapport préliminaire)]. Nihon Ganka Kiyo. 1969;20(3):291-4.

103. Leaver P, Williams C. Photocoagulation au laser argon dans le traitement de la rétinopathie séreuse centrale. Br J Ophthalmol. 1979;63(10):674-7.

104. Ficker L, Vafidis G, While A, Leaver P. Long-term follow-up of a prospective trial of argon laser photocoagulation in the treatment of central serous retinopathy. Br J Ophthalmol. 1988;72(11):829-34.

105. Castro-Correia J, Coutinho MF, Rosas V, Maia J. Suivi à long terme de la rétinopathie séreuse centrale chez 150 patients. Doc Ophtalmol. 1992;81(4):379-86.

106. McMahon EG. Eplerenone, un nouveau bloqueur sélectif de l'aldostérone. Curr Pharm Des. 2003;9(13):1065-75.

107. Cioboata M, Alexandrescu C, Hopinca CA, et al. Une nouvelle approche thérapeutique - Eplerenone - dans la choriorétinopathie séreuse centrale - Rapport de cas. J Med Life. 2016;9(1):92-4.

108. Delyani JA. Antagonistes des récepteurs minéralocorticoïdes : évolution de l'utilité et de la pharmacologie. Kidney Int. 2000;57(4):1408-11.

109. Brown NJ. Eplerenone : protection cardiovasculaire. Circulation. 2003;107(19):2512-8.

1 10.Sica DA. Eplerenone : a new aldosterone receptor antagonist--are the FDAs restrictions appropriate ? J Clin Hypertens (Greenwich). 2002;4(6):441-5.

111. Salz DA, Pitcher JD, 3rd, Hsu J, et al. Oral eplerenone for treatment of chronic central serous chorioretinopathy : a case series. Ophthalmic Surg Lasers Imaging Retina. 2015;46(4):439-44.

1 12.Sampo M, Soler V, Gascon P, et al. [Traitement à l'éplérénone dans la choriorétinopathie séreuse centrale chronique]. J Fr Ophtalmol. 2016;39(6):535-42.

113. Leisser C, Hirnschall N, Hackl C, Plasenzotti P, Findl O. Eplerenone in patients with chronic recurring central serous chorioretinopathy. Eur J Ophthalmol. 2016;26(5):479-84.

114. Cakir B, Fischer F, Ehlken C, et al. Expérience clinique avec l'éplérénone pour traiter la choriorétinopathie séreuse centrale chronique. Graefes Arch Clin Exp Ophthalmol. 2016;254(11):2151-7.

115.Ojima Y, Hangai M, Sasahara M, et al. Three-dimensional imaging of the foveal photoreceptor layer in central serous chorioretinopathy using high-speed optical coherence tomography. Ophtalmology. 2007;114(12):2197-207.

116.Taylor CT. Eplerenone (Inspra) pour l'hypertension. Am Fam Physician. 2004;69(4):915-6.

117.Sica DA. Antagonistes des récepteurs des minéralocorticoïdes pour le traitement de l'hypertension et de l'insuffisance cardiaque. Methodist Debakey Cardiovasc J. 2015;11(4):235-9.

118.Mantero F, Lucarelli G. Les antagonistes de l'aldostérone dans l'hypertension et l'insuffisance cardiaque. Ann Endocrinol (Paris). 2000;61(1):52-60.

119.Stier CT, Jr, Koenig S, Lee DY, Chawla M, Frishman WH. Aldostérone et antagonisme de l'aldostérone dans les maladies cardiovasculaires : focus sur l'éplérénone (Inspra). Heart Dis. 2003;5(2):102- 18.

120. Pitt B, Remme W, Zannad F, et al. Eplerenone, a selective aldosterone blocker, in patients with left ventricular dysfunction after myocardial infarction. N Engl J Med. 2003;348(14):1309-21.

121. Weinberger MH, Roniker B, Krause SL, Weiss RJ. Eplerenone, a selective aldosterone blocker, in mild-to-moderate hypertension. Am J Hypertens. 2002;15(8):709-16.

122. Rahimy E, Pitcher JD, 3rd, Hsu J, et al. A Randomized Double-Blind Placebo-Control Pilot Study of Eplerenone for the Treatment of Central Serous Chorioretinopathy (Ecselsior). Retina. 2017.

1 23.Singh RK, Dhadve A, Sakpal A, De A, Ray P. Une signalisation IGF-1R-AKT active confère une hétérogénéité fonctionnelle à la population de CSC ovariens. Sci Rep. 2016;6:36612.

124. Zapparoli M, Klein F, Moreira H. [Évaluation de l'acuité visuelle selon Snellen]. Arq Bras Oftalmol. 2009;72(6):783-8.

125. Marmor MF. Contrôle du liquide sous-rétinien : études expérimentales et cliniques. Eye (Lond). 1990;4 (Pt 2):340-4.

126. Classification de la rétinopathie diabétique à partir de photographies stéréoscopiques en couleur du fond de l'œil - une extension de la classification Airlie House modifiée. Rapport ETDRS numéro 10. Groupe de recherche sur l'étude du traitement précoce de la rétinopathie diabétique. Ophtalmology. 1991;98(5 Suppl):786-806.

127. Chan A, Duker JS, Ko TH, Fujimoto JG, Schuman JS. Mesures normales de l'épaisseur maculaire dans des yeux sains à l'aide de la tomographie par cohérence optique Stratus. Arch Ophthalmol. 2006;124(2):193-8.

128. Bousquet E, Beydoun T, Zhao M, et al. Antagonisme des récepteurs minéralocorticoïdes dans le traitement de la choriorétinopathie séreuse centrale chronique : une étude pilote. Retina. 2013;33(10):2096- 102.

RÉSUMÉ

Titre : L'ÉPLÉRÉNONE PAR VOIE ORALE DANS LA PRISE EN CHARGE DE LA MALADIE SÉREUSE AIGUË

CHORIORÉTINOPATHIE (CSCR)

Objectifs : Les récepteurs minéralocorticoïdes (MR) sont situés dans la neurorétine et l'on pense qu'une activation excessive de la choroïde dépendante des glucocorticoïdes dans les vaisseaux choroïdiens joue un rôle important dans la pathogenèse du SCCR. L'objectif de cette étude était d'examiner l'éplérénone (Inspra, Pfizer), un antagoniste MR, comme modalité de traitement potentielle du SCCR aigu.

Matériels et méthodes : Une cohorte prospective a été réalisée sur des patients diagnostiqués avec un CSCR aigu et recevant de l'éplérénone par voie orale. Une imagerie par tomographie par cohérence optique dans le domaine spectral (SD- OCT) a été réalisée, comprenant des mesures manuelles du diamètre et de la hauteur du fluide sous-rétinien (SSR) au départ et lors des examens de suivi ultérieurs. Le principal critère d'évaluation de l'étude était la meilleure acuité visuelle corrigée (BCVA) après l'administration d'éplérénone. Les mesures secondaires comprenaient le diamètre et la hauteur du SRF, le volume du cube (CV), l'épaisseur moyenne du cube (CAT) et l'épaisseur du sous-champ central (CST).

Résultats : 15 yeux de 15 patients diagnostiqués avec un CSCR aigu, traités pendant un total de 28 jours, avec 50 mg/j d'éplérénone par voie orale. A la fin de l'étude, des diminutions statistiquement significatives par rapport à la ligne de base ont été observées dans le diamètre du SRF ($P<0{,}01$), la hauteur du SRF ($P=0{,}001$), le CV($P<0{,}01$), le CAT ($P=0{,}01$) et le CST ($P<0{,}01$). Une résolution complète du SRF a été observée dans 8 des 15 yeux (53,3 %), tandis que 5 autres yeux (33,3 %) ont montré une amélioration marquée, mais n'ont pas réussi à atteindre une résolution complète après le traitement. Un œil n'a montré aucun effet du traitement et un autre a vu son état s'aggraver après le traitement. La BCVA était de 0,9 ± 0,1 ($P=0{,}001$) après 28 jours, par rapport à la BCVA de base de 0,8 ± 0,1.

Conclusion : Après un traitement à l'éplérénone pour un CSCR aigu, une amélioration accélérée de la résolution du SRF, par rapport à l'évolution naturelle de la maladie, et une différence statistiquement significative de la BCVA ont été notées. Les résultats de cette étude sont en accord avec les études précédentes selon lesquelles l'éplérénone est un mode de traitement efficace pour le SCCR. Cependant, comme cette étude est la première de son genre à tester l'efficacité de l'éplérénone dans le contexte aigu du SCCR, des preuves de haute qualité, sous la forme de plus grands ECR prospectifs, sont nécessaires pour mieux élucider l'efficacité de l'éplérénone dans le traitement aigu du SCCR.

RÉSUMÉ CROATE

Naslov : ORALNA PRIMJENA EPLERENONA U LIJECENJU AKUTNE CENTRALNE SEROZNE HORIORETINOPATIJE (CSCR)

Ciljevi : Receptori za mineralokortikoide (MR) se nalaze u mreznici i zilnici te se smatra da prenaglasena aktivacija zilnickih krvnih zila ovisna o djelovanju glukokortikoida igra znacajnu ulogu u patogenezi CSCRa. Cilj ove studije je bio ispitati ucinkovitost eplerenona (Inspra, Pfizer) u lijecenju akutnog CSCRa.

Matériel et méthode : L'étude est une étude prospectiviste de courte durée qui se déroule dans le cadre de l'application de la Convention sur les droits de l'enfant et qui permet d'évaluer les résultats de l'examen oral des enfants. Prilikom ukljucenja u studiju i svih daljnjih kontrolnih pregleda radena je opticka koherentna tomografija te mjerenje visine i dijametra subretinalne tekucine. Primarna mjera ishoda je bila promjena vidne ostrine nakon lijecenja eplerenonom. Sekundarne mjere ishoda su bile : dijametar i visina subretinalne tekucine, CV (engl. Cube volume), CAT (engl. Cube average thickness) i CST (engl. Central subfield thickness).

Résultats : L'étude a permis d'identifier 15 patients sur 15 personnes dans le cadre de l'étude CSCR, qui ont été traités pendant 28 jours après avoir reçu une dose de 50 mg d'éplérène. Les résultats de l'étude sont présentés sous forme de tableaux statistiques qui indiquent les valeurs de l'indice d'acuité visuelle ($P<0,01$), de l'indice d'acuité visuelle ($P=0,001$), de la CV ($P<0,01$), de la CAT ($P=0,001$) et de la CST ($P<0,01$), ainsi que les valeurs nominales. Le traitement de la SRF a été interrompu dans 8 des 15 cas (53,3 %) et dans 5 cas (33,3 %), le traitement n'a pas été interrompu, ni la thérapie. U jednom oku nije zabiljezen nikakav efekt terapije i u jos jednom oku je bilo zabiljezeno pogorsanje nakon lijecenja. U usporedbi sa pocetnom vidnom ostrinom od 0,8 ± 0,1, 28 dana nakon terapije vidna ostrina je iznosila 0,9 ± 0,1 ($P=0,001$).

Zakljucak : U usporedbi s prirodnim tijekom bolesti, nakon lijecenja akutne CSCR eplerenonom zabiljezeno je ubrzano povlacenje subretinalne tekucine, te je takoder nadena statisticki znacajna razlika u vidnoj ostrini. Rezultati ove studije se slazu s nalazom prethodnih studija koje kazu da je eplerenon ucinkovita terapija za lijecenje CSCR. No kako je ovo prva studija koja je ispitivala ucinkovitost eplerenona u lijecenju akutne forme CSCR, postoji potreba za vecom kolicinom visokovrijednih dokaza dobivenih u randomiziranim kontroliranim studijama kako bi se bolje razjasnila djelotvornost eplerenona u lijecenju akutnog CSCR.

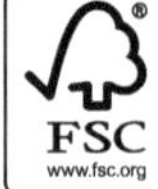

MIX
Papier aus verantwortungsvollen Quellen
Paper from responsible sources
FSC® C105338

Printed by Books on Demand GmbH, Norderstedt / Germany